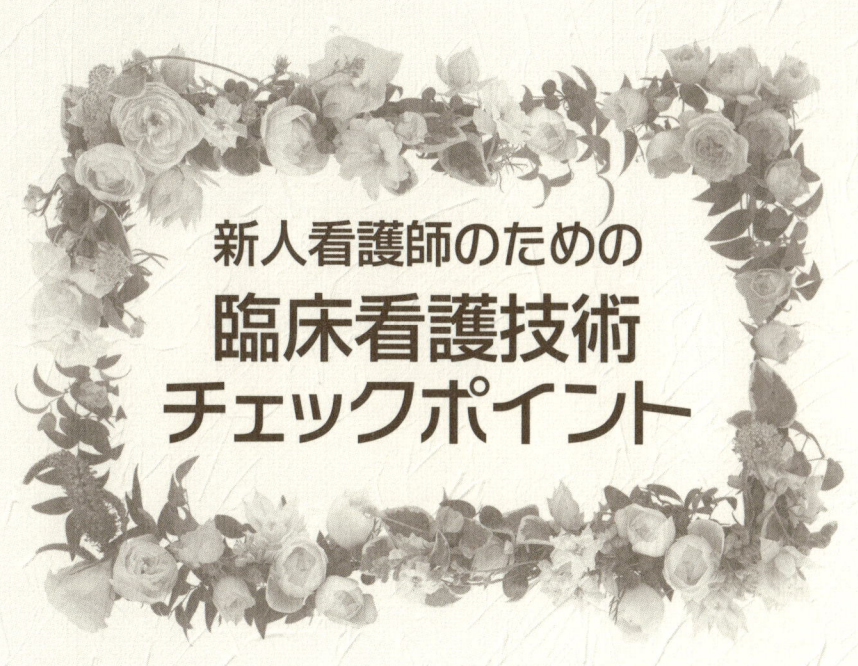

新人看護師のための
臨床看護技術
チェックポイント

監修：白石洋子
編集：都立病院看護部科長会

中央法規

はじめに

　都立病院は，総合病院と小児・精神などの専門単科病院を合わせて16の病院があります。これまでは，同じ基礎コース（概ね1年目～3年目の看護師が対象）であっても，各病院間で習得してもらいたい看護技術項目やそのレベルに大きな違いがあり，それぞれの病院で使っている「技術チェックリスト」の形式や内容，評価基準もバラバラでした。

　そこで，「新人看護職員の臨床実践能力の向上に関する検討会報告書」（厚生労働省平成16年3月）を受け，新人看護師に習得して頂きたい基本的な看護技術項目を，各病院が同じ評価の視点でチェックできるように工夫した「技術チェックリスト」を作成しました。

　これだけ病院間に格差がある都立病院が，統一的に使う「技術チェックリスト」であれば，全国の新人看護師の皆さんにも標準的な看護技術チェックリストとして活用していただけるのではないか，そんな想いから「技術チェックリスト」に若干の修正を加えて出版しました。

　新人看護師にとって，学校で学んできた看護技術と臨床で求められる看護技術との開きに戸惑うことは多く，その不安は大きなものです。「自分には，いったいどのくらいの知識や技術があるのだろうか」「これからどのような知識や技術を身につけたらいいのだろうか」など，不安の種は尽きることがありません。

　そこで本書は，いつでもどこででも自分自身で基本的な看護技術の標準的な項目をチェックできるように，というスタンスで作りました。そして，本書を活用して次の3点ができることを目標としました。

① 看護技術の習得度（到達度）を知ることができる。
　「自分はどのくらいできるのかな？」
② 未習得技術を明確にすることができる。
　「どこができていないのかな？」「まだ経験したことがないのはどれかな？」
③ 自己の学習課題が明確にできる。
　「どうしたら，できるようになるかな？」

「臨床看護技術チェックポイント」でチェックするというのは，一つの項目ができたかできていないかを確認することだけが目的ではありません。むしろ，そのことを通して，自身の看護実践能力や看護技術の到達度を確認しながら自身の課題を見出し，次のステップへつなげるという成長を促すための評価ツールとして使ってほしいと思います。成長の過程を自身が振り返り，確認していくことで看護技術に関する不安が徐々に取り除かれていくことでしょう。

　看護の基本技術を習得することは，看護実践能力の基盤を形成し，質の高い看護職としての一歩を踏み出すことだと思います。本書の活用が，皆さんの自己成長やキャリア開発に役立つことを期待しています。

2006年3月
都立病院看護部科長会会長
都立松沢病院看護部長
白石　洋子

CONTENTS

目次

はじめに
チェックリストの使用方法 ………………………………………… v
チェックリスト到達の目安一覧 …………………………………… vii

看護技術 ……………………………………………………………… 1

1　環境調整技術 ……………………………………………………… 1
 1　療養生活環境調整／2
 2　ベッドメーキング／4

2　食事援助技術 ……………………………………………………… 7
 1　食生活支援／8
 2　食事介助／10
 3　胃管カテーテルの挿入と管理／12
 4　経管栄養法／15

3　排泄援助技術 ……………………………………………………… 17
 1　自然排尿・排便援助／18
 2　摘便／20
 3　浣腸／22
 4　導尿／24
 5　膀胱内留置カテーテルの挿入と管理／26

4　活動・休息援助技術 ……………………………………………… 29
 1　移送の介助・方法・移送器材の管理／30
 2　体位変換／33
 3　関節可動域訓練／35
 4　廃用症候群の予防／37

5　体動・移動の援助／39
　　6　入眠・睡眠の援助／41
5　清潔・衣生活援助技術……………………………………………43
　　1　全身清拭／44
　　2　洗髪／46
　　3　口腔ケア／48
　　4　入浴介助／50
　　5　部分浴（手浴・足浴）／52
　　6　部分浴（陰部洗浄）／54
　　7　寝衣交換／56
6　呼吸・循環を整える技術…………………………………………59
　　1　酸素吸入法／60
　　2　吸引（気管内・口腔内・鼻腔内）／63
　　3　ネブライザー／66
　　4　体温調整／68
　　5　体位ドレナージ／70
　　6　人工呼吸器の管理／72
7　創傷管理技術………………………………………………………81
　　1　創傷処置／82
　　2　褥瘡の予防・処置／84
8　与薬の技術…………………………………………………………87
　　1　経口薬の与薬／88
　　2　外用薬の与薬／92
　　3　直腸内の与薬／94
　　4　皮下注射・筋肉内注射／96
　　5　皮内注射／100
　　6　静脈内注射（直接刺入法）／103
　　7　末梢点滴静脈内注射／107
　　8　末梢点滴静脈内注射（側管注法）／112
　　9　中心静脈内注射の準備・介助・管理／117
　　10　輸液ポンプ・シリンジポンプの準備と管理／122
　　11　輸血の準備，輸血中・後の観察／125
　　12　インスリン製剤の種類・用法・副作用の観察／128

13　麻薬の主作用・副作用の観察／130
　　14　薬剤等の管理（毒薬・劇薬・麻薬・向精神薬）／134
9　救命・救急処置技術 …………………………………………………… 137
　　1　意識レベルの把握／138
　　2　気道確保／141
　　3　人工呼吸（用手的人工呼吸法）／143
　　4　閉鎖式心臓マッサージ／145
　　5　気管内挿管の準備と介助／148
　　6　救急蘇生／150
10　症状・生体機能管理技術 …………………………………………… 153
　　1　バイタルサイン（体温・脈拍・血圧・呼吸）／154
　　2　身体測定／158
　　3　静脈血採血の準備と検体の取り扱い／159
　　4　動脈血採血の準備と検体の取り扱い／162
　　5　採尿・尿検査の方法と検体の取り扱い／164
　　6　血糖値測定／166
　　7　心電図（ベッドサイドモニター）／168
　　8　パルスオキシメーター／170
11　苦痛の緩和・安楽確保の技術 ……………………………………… 173
　　1　安楽な体位の保持／174
　　2　罨法等身体安楽促進ケア／176
　　3　リラクゼーション／178
12　感染防止の技術 ……………………………………………………… 181
　　1　標準予防策の実施／182
　　2　無菌操作の実施／186
　　3　針刺し事故防止対策と事故後の対応／189
　　4　洗浄・滅菌・消毒の選択／191
13　安全確保の技術 ……………………………………………………… 193
　　1　誤薬防止の手順に沿った与薬／194
　　2　薬剤曝露・放射線被曝防止策の実施／198
　　3　患者誤認防止策の実施／199
　　4　転倒・転落防止策の実施／201

14　精神科看護の技術 …………………………………205
　　1　精神保健福祉法と行動制限／206
　　2　精神科における安全（離院・自殺・他害（暴力）・窒息）／210
　　3　コミュニケーションⅠ／213
　　4　コミュニケーションⅡ／215
　　5　コミュニケーションⅢ／218

看護実践における管理的側面 …………………………221

　　1　安全管理／222
　　2　情報管理／224
　　3　業務管理／226
　　4　災害・防災管理／227
　　5　物品管理／228
　　6　コスト管理／229

参考文献

監修・編集・執筆者一覧

チェックリストの使用方法

(1) 構成

① 本書の看護技術項目は「新人看護職員の臨床実践能力の向上に関する検討会報告書」（厚生労働省　平成 16 年 3 月）を基に、都立病院独自の「精神科領域」を加えた、技術的側面 14 領域 76 項目、管理的側面 6 項目を取り上げています。

② 各看護技術項目は、チェック項目（網かけ部分）で構成されています。チェック項目は、大きく「知識」と「技術・態度」に分けられており、どういうことができればいいのかが行動レベルで表現されています。「知識」と「技術・態度」があるのは、根拠に基づいた技術を提供してほしいからです。

③ 各チェック項目には、評価の視点が行動レベルや具体的な物品名等で示されています。いわゆるチェックポイントであり、チェック項目が「できる」と判断する具体的な根拠となっています。

④ 小児独自の項目がある場合は、「項目／評価の視点」の欄に［小児の場合］と表示してあります。

⑤ 看護技術項目には、日付が入るチェックボックスを設け、チェック項目にはチェックボックスを設けてあります。また、「項目／評価の視点」の右側に「Check」欄を設けてあります（「Check」を 2 分割すれば、自己評価用と他者評価用に分けて使用することができます）。

⑥ チェックボックスは、3 年間使用することを前提（1・2 年目は年 2 回、3 年目は年 1 回くらいの目安）に、5 列用意しました。「できる」と評価した項目の継続的確認もできます。

⑦ 項目ごとにできるだけメモ欄を設けてあります。

⑧ 習得時期の目安として一覧表（vii～x ページ）を設けたほか、看護技術項目ごとに☆印で表示しました。
（概ね 1 年目に習得したほうが望ましい項目は☆、2 年目は☆☆、3 年目は☆☆☆）

(2) 使用方法

① 領域ごとに付録のインデックス（見出し）をつけると便利です。
② 自分の確認したい看護技術項目を目次から探しましょう。

③ その項目の評価の視点から、チェックします。項目によっては1回でできないものもあるので、ここでは技術を確認した日付と評価を入れましょう。
④ 評価の基準は、○×としてもよいですし、A（一人でできる）、B（少し助言を必要とする）、C（多くの助言を必要とする）、D（多くの助言があってもできない）、などでも構いません。自分が使いやすいスタイルを決めましょう。
⑤ メモ欄に気づいた点やアドバイスなどを記入しましょう。
⑥ 一つのチェック項目の評価の視点の欄（「Check」）が、すべて○またはAないしBになったら、そのチェック項目のチェックボックスに☑を入れます。その日が、あなたのチェック項目をクリアした日です。
⑦ ×またはCないしDは、自分の不得手な所、弱い所かもしれません。自己チェックではありますが、具体的にどういう所ができていないのか、またそれを克服するにはどうすればよいのかは、自分ではわからないこともあります。客観的に評価していただける職場の先輩にぜひ相談をして、アドバイスをもらいましょう。
⑧ 一つの看護技術項目を構成するチェック項目が、すべて☑になったら、看護技術項目のチェックボックスに日付と☑を入れます。その日が、あなたの看護技術項目をクリアした日になります。
⑨ 同様に、すべての看護技術項目が☑となったら、その領域のインデックスを好きな色で塗りつぶしましょう。これで、あなたはその領域に関する基本的な看護技術については、一人前の看護師です。

（3）使用上の注意

① 看護技術項目は、その施設で必要とされているもの、またはご自身が必要と思っているものを選択して使うことが可能です。つまり、すべてができなければならないと考えてチェックリストを使うのは誤りです。
② 未経験の項目や経験ができそうもない項目については、知識だけでも身につけておきましょう。レサシアンを使った演習（模擬体験）やビデオ学習も有効です。その際は、メモ欄にその旨を記載しておきましょう。
③ チェック項目や評価の視点の文言は、所属している施設に合わせて表現を変えて利用してください。
④ できれば、職場の先輩に見てもらいましょう。自分の評価と他人の評価ではズレがありますから。

チェックリスト到達の目安一覧

1 環境調整技術 ☆

☆	1	療養生活環境調整
☆	2	ベッドメーキング

2 食事援助技術 ☆

☆	1	食生活支援
☆	2	食事介助
☆	3	胃管カテーテルの挿入と管理
☆	4	経管栄養法

3 排泄援助技術 ☆〜☆☆

☆	1	自然排尿・排便援助
☆	2	摘便
☆	3	浣腸
☆	4	導尿
☆〜☆☆	5	膀胱内留置カテーテルの挿入と管理

4 活動・休息援助技術 ☆〜☆☆☆

☆	1	移送の介助・方法・移送器材の管理
☆	2	体位変換
☆〜☆☆☆	3	関節可動域訓練
☆〜☆☆☆	4	廃用症候群の予防
☆	5	体動・移動の援助
☆	6	入眠・睡眠の援助

5 清潔・衣生活援助技術 ☆

☆	1	全身清拭
☆	2	洗髪
☆	3	口腔ケア
☆	4	入浴介助

☆	5	部分浴（手浴・足浴）
☆	6	部分浴（陰部洗浄）
☆	7	寝衣交換

6　呼吸・循環を整える技術　☆〜☆☆☆

☆	1	酸素吸入法
☆〜☆☆	2	吸引（気管内・口腔内・鼻腔内）
☆	3	ネブライザー
☆	4	体温調整
☆〜☆☆☆	5	体位ドレナージ
☆〜☆☆☆	6	人工呼吸器の管理

7　創傷管理技術　☆

☆	1	創傷処置
☆	2	褥瘡の予防・処置

8　与薬の技術　☆〜☆☆☆

☆	1	経口薬の与薬
☆	2	外用薬の与薬
☆	3	直腸内の与薬
☆	4	皮下注射・筋肉内注射
☆〜☆☆	5	皮内注射
☆〜☆☆☆	6	静脈内注射（直接刺入法）
☆〜☆☆☆	7	末梢点滴静脈内注射
☆〜☆☆	8	末梢点滴静脈内注射（側管注法）
☆〜☆☆	9	中心静脈内注射の準備・介助・管理
☆	10	輸液ポンプ・シリンジポンプの準備と管理
☆	11	輸血の準備，輸血中・後の観察
☆	12	インスリン製剤の種類・用法・副作用の観察
☆	13	麻薬の主作用・副作用の観察
☆	14	薬剤等の管理（毒薬・劇薬・麻薬・向精神薬）

9 救命・救急処置技術　☆〜☆☆

☆〜☆☆	1	意識レベルの把握
☆	2	気道確保
☆	3	人工呼吸（用手的人工呼吸法）
☆	4	閉鎖式心臓マッサージ
☆〜☆☆	5	気管内挿管の準備と介助
☆〜☆☆	6	救急蘇生

10 症状・生体機能管理技術　☆

☆	1	バイタルサイン（体温・脈拍・血圧・呼吸）
☆	2	身体測定
☆	3	静脈血採血の準備と検体の取り扱い
☆	4	動脈血採血の準備と検体の取り扱い
☆	5	採尿・尿検査の方法と検体の取り扱い
☆	6	血糖値測定
☆	7	心電図（ベッドサイドモニター）
☆	8	パルスオキシメーター

11 苦痛の緩和・安楽確保の技術　☆〜☆☆☆

☆	1	安楽な体位の保持
☆	2	罨法等身体安楽促進ケア
☆〜☆☆☆	3	リラクゼーション

12 感染防止の技術　☆

☆	1	標準予防策の実施
☆	2	無菌操作の実施
☆	3	針刺し事故防止対策と事故後の対応
☆	4	洗浄・滅菌・消毒の選択

13 安全確保の技術　☆〜☆☆☆

☆	1	誤薬防止の手順に沿った与薬
☆☆〜☆☆☆	2	薬剤曝露・放射線被曝防止策の実施
☆	3	患者誤認防止策の実施

| ☆ | 4 | 転倒・転落防止策の実施 |

14 精神科看護の技術　☆〜☆☆☆

☆	1	精神保健福祉法と行動制限
☆☆	2	精神科における安全（離院・自殺・他害（暴力）・窒息）
☆	3	コミュニケーションⅠ
☆☆	4	コミュニケーションⅡ
☆☆☆	5	コミュニケーションⅢ

看護実践における管理的側面　☆〜☆☆

☆	1	安全管理
☆	2	情報管理
☆〜☆☆	3	業務管理
☆	4	災害・防災管理
☆	5	物品管理
☆	6	コスト管理

1　療養生活環境調整
2　ベッドメーキング

1 環境調整技術

看護技術

1　療養生活環境調整　☆

（　　年　　月　　日）□

知識

項目／評価の視点	Check	Check	Check	Check	Check
□ 1. 病棟の構造が言える					
①ナースステーション，浴室，トイレ，処置室，非常口，廊下の手すり，②救急カート，③薬品棚，リネン庫，倉庫，④診療材料，滅菌物，器材他					
□ 2. 適正な病室環境が言える					
①温度，湿度，採光，換気，防音などの対策や配慮が言える					
②適切なベッド周囲の広さが言える					
③ベッド周囲の必要物品（酸素，吸引器など）が言える					
④清潔なベッドの必要条件が言える					
⑤貴重品の取り扱い方法が言える					
⑥患者にとって生活の場であることが言える					
□ 3. 人的環境が言える					
①患者に関わる職種と人数が言える					
②看護体制が言える					
□ 4. 災害時の対応が言える					
①担送，護送，独歩の意味が言える					
②消火器，消火栓，防火設備，酸素元栓の場所が言える					
③避難経路，救護物品の使用方法が言える					

技術・態度

項目／評価の視点	Check	Check	Check	Check	Check
□ 5. 患者の個別性にあったベッドの準備ができる					
①病室，ベッドの選択（個室，車椅子利用などが考慮できる）					
②入院時の準備（リネンの選択，必要な器材など）					
③手術後，検査後のベッドの準備					
④退院時の片づけ（使用した物品は，適切に処理し保管する）					
□ 6. 患者のプライバシーを守ることができる					
①基礎情報収集時には，原則個室で行い，他者には聞こえない配慮をする					
②清潔，排泄介助時，診察時，包交時などは患者の羞恥心に配慮する					
③プライベートな会話への配慮					

項目／評価の視点	Check	Check	Check	Check	Check
☐ 7. 感染予防ができる					
①1処置1手洗いができる					
②廃棄物の分別ができる					
③清潔区域（必要な部位・場所）の清潔を保つことができる					
④標準予防策の意味が言える					
⑤マニュアルを参照できる					
☐ 8. 安全性を考慮した環境が整えられる					
①患者の状況に応じたベッド柵の使用ができる					
②ベッド周囲の整理整頓ができる					
③転倒，転落を防止するための工夫ができる					
④［小児の場合］ベッド柵の上げ下げが安全にできる					
☐ 9. 報告・連絡ができる					
①必要時に報告・連絡ができる					

2 ベッドメーキング ☆

(　年　 　月　 　日)□

知識

項 目／評 価 の 視 点	Check	Check	Check	Check	Check
□ 1. ベッドメーキングの意義が言える					
①清潔な環境を保つ					
②生活の場としての環境					
□ 2. ベッドメーキングの留意点が言える					
①患者の状況に合わせた方法が言える（時期，時間，臥位か座位か，ベッドから離れてもらうかなど）					

技術・態度

項 目／評 価 の 視 点	Check	Check	Check	Check	Check
□ 3. 患者の状況に合わせた必要物品が準備できる					
①横シーツ（上，下）					
②タオルケット，毛布，布団					
③エアーマットなど褥瘡予防物品					
④体位交換枕など良肢位保持物品					
□ 4. 患者のプライバシーを守ることができる					
①露出を避けることができる					
②患者の意思を尊重することができる					
③ベッド周囲の患者の私物を大切に扱うことができる					
□ 5. ベッドメーキングができる					
①日常生活動作が自立している患者のベッドメーキングができる					
●手順どおりに手際よくできる					
●しわがなく，角もきれいにできる					
②患者の状態に適したベッドメーキングができる					
●重症度，ルート類，抑制中，呼吸器装着中，乳幼児等に応じたベッドメーキングができる					
●良肢位を考え，適した物品を適切に使える					
●患者の協力が得られない場合（乳幼児，理解力が十分ではない等）のベッドメーキングができる					
③褥瘡予防物品を適切に使える					
④換気の必要性がわかり，実施できる					
⑤終了後ナースコールや身の回りのものが準備できる					
⑥ベッド周囲の整理整頓ができる（危険物の排除・オーバーテーブル・床頭台・照明の調節）					

項目／評価の視点	Check	Check	Check	Check	Check
☐ 6. 安全に配慮したベッドにすることができる					
①転倒・転落の危険度の高い患者のベッドの高さは最低にしておくことができる					
②転倒・転落の危険度の高い患者のベッドには必ず柵をセットすることができる					
③理解力の低下している患者の場合は，離床センサーなどを設置することができる					
④ベッドのストッパーを固定することができる					
☐ 7. 患者の観察ができる					
①適切に声かけをして，不安の除去に努めることができる					
②痛み，吐き気などないか確認できる					
③安全を考え，実施できる					
☐ 8. 後片づけができる					
①交換したシーツ類など，患者の状況や汚染度を考え，適切に処理できる					
②手指衛生ができる					

2 食事援助技術

1. 食生活支援
2. 食事介助
3. 胃管カテーテルの挿入と管理
4. 経管栄養法

看護技術

1 食生活支援 ☆

(　年　月　日)□

知識

項　目／評　価　の　視　点	Check	Check	Check	Check	Check
□ **1. 成長段階に応じた栄養摂取カロリーが言える**					
①乳児期（550～700kcal/日）					
②幼児期（950～1,400kcal/日）					
③学童期（1,450～2,300kcal/日）					
④青年期（2,300～2,750kcal/日）					
⑤成人男性（2,650kcal/日），成人女性（2,050kcal/日）					
⑥壮年期男性（2,650kcal/日），壮年期女性（2,000kcal/日）					
⑦老年期男性（1,850～2,400kcal/日），老年期女性（1,550～1,950kcal/日）					
※厚生労働省「日本人の食事摂取基準」身体活動レベルⅡ（ふつう）					
□ **2. 食生活の重要性が言える**					
①成長のため					
②体力維持のため					
③感染などに対する抵抗力・免疫力をつけるため					
□ **3. 適正な食生活のあり方が言える**					
①規則正しい食事時間					
②バランスの取れた食材の選択の仕方がわかる					
③病状や症状に合わせた食事形態・調理方法がわかる					
④治療食およびアレルギー食の必要性が言える					
⑤外水分・内水分					
⑥［小児の場合］					
(1)ミルクと母乳の違いがわかり，小児の成長発達にとってのミルクの必要性とミルクの種類がわかる					
(2)母乳の管理方法がわかる					
(3)離乳食の必要性と離乳食の種類がわかる					

技術・態度

項　目／評　価　の　視　点	Check	Check	Check	Check	Check
□ **4. 食事生活支援ができる**					
①適切な場所・時間が選択できる					
②患者の状況に合わせて，必要な教育資源を活用し，指導できる					
③必要なときは家族に協力を求めることができる					
④栄養科との連携が取れる					

項 目／評 価 の 視 点	Check	Check	Check	Check	Check
☐ 5.報告・連絡・記録ができる					
①必要時に連絡・報告し，援助を求めることができる					
②記載基準に沿って記録できる					

2　食事介助 ☆

（　　年　　月　　日）□

知識

項目／評価の視点	Check	Check	Check	Check	Check
□ 1. 食事の種類が言える					
①疾患・症状により食事の内容が違うことが言える（制限食の意味が理解できる）					
②疾患・症状に合った食事の種類が言える					
□ 2. 食数票，食事箋の必要性が言える					
①食事箋の必要性が言える					
②食数票，食事箋の記入方法が言える					

技術・態度

項目／評価の視点	Check	Check	Check	Check	Check
□ 3. 患者の個別性に沿った食事が選択できる					
①患者の疾患や症状を判断し，患者に合った食事が選択できる					
②患者の嚥下状況や嗜好を考慮することができる					
［小児の場合］子どもの成長・発達に応じた食事が選択できる					
□ 4. 患者の準備ができる					
①食膳を置くスペース作りを行い，視覚・嗅覚に不快に感じるものはできるだけ片づけることができる					
②体位の工夫ができる					
③手指衛生ができる					
④前かけなどが準備できる					
⑤食事動作に応じた食器の選択・工夫ができる					
□ 5. 患者の状況に合わせて食事介助ができる					
①患者の食べ方に合わせて介助できる（速さ，量など）					
②声かけしながら楽しく食べる工夫ができる					
□ 6. 患者の摂取状況の観察ができる					
①食事摂取量の観察ができる					
②咀嚼，嚥下状態の観察ができる					
□ 7. 食後のケアができる					
①食後の口腔ケアができる					
［小児の場合］哺乳後の排気ができ，適切な体位がとれる					

項 目／評 価 の 視 点	Check	Check	Check	Check	Check
☐ 8. 患者に合った食事指導ができる					
①制限食の指導ができる					
②治療・検査・処置のための禁飲食・延食の説明ができる					
☐ 9. 報告・記録ができる					
①実施・観察したことを報告できる					
②実施・観察したことを記載基準に沿って記録できる					
☐ 10. 食数票, 食事箋の取り扱いができる					
①食数票, 食事箋の記入ができる					
②変更時の連絡ができる					

3　胃管カテーテルの挿入と管理　☆

（　　年　　月　　日）□

知識

項目／評価の視点	Check	Check	Check	Check	Check
□ 1. 胃管カテーテル挿入の目的が言える					
①経口的に食事摂取できない患者に鼻腔から挿入し薬の注入や経管栄養を行う					
②腸管の動きが鈍いとき，胃の内容物の吸引や排液をする					
□ 2. 胃管カテーテルの種類がわかる					
①レビンチューブ（単管型），セイラムサンプチューブ（二重管型）					
□ 3. 挿入する胃管カテーテルのサイズと長さが言える					
①12〜18Fr（通常成人使用は14〜16Fr）					
②45〜60cm あるいは耳介から鼻孔までの長さと鼻孔から剣状突起までの長さを足した長さになることが言える					
［小児の場合］カテーテルの太さは 3 〜 14Fr					
［小児の場合］カテーテルの長さを決める一般的な計算方法が言える（身長×0.2＋7 cm）					
［小児の場合］身体の成長に応じたカテーテルの太さや長さを選択できる					
□ 4. 挿入時の体位がわかる					
①仰臥位・（半）坐位（→顎を引くことができる体位）					

技術・態度

項目／評価の視点	Check	Check	Check	Check	Check
□ 5. 患者に説明ができる					
①挿入の必要性，患者の準備，留意点を，専門用語を用いずに説明できる					
［小児の場合］成長・発達に応じた言葉の理解度を考慮する					
［小児の場合］説明対象に家族も含める					
□ 6. 必要物品の準備ができる					
①指示の確認（胃管カテーテルの長さ・太さ）ができる					
②手指衛生ができる					
③潤滑油あるいは必要時に塩酸リドカインゼリー（キシロカインゼリー），経口専用注射器・三方活栓，排液用チューブ・バッグ，聴診器，固定用テープ					

項目／評価の視点	Check	Check	Check	Check	Check
☐ 7. 挿入時の体位が取れる					
①仰臥位・(半)坐位（→顎を引くことができる体位）が取れる					
②カテーテルがスムースに入るよう，患者への声かけができる					
☐ 8. 胃内に挿入されていることの確認ができる					
①経口注射器で胃液を吸引する					
②聴診器を心窩部に当て，経口注射器で空気（5〜10ml）を注入し，空気音を確認する					
☐ 9. 固定ができる					
①固定する長さを医師と確認できる					
②固定用テープを螺旋状に巻きつけることができる（抜けないように）					
③長期留置時は，鼻孔部に潰瘍を作らないように，時々固定部位を変えることができる					
☐ 10. 排液の観察ができる					
①量，②色，③性状					
☐ 11. 排液の性状・量と全身状態を関連づけて判断し，適切な対応ができる					
①排液量が多いときは，腸管の動きが悪く消化吸収ができていないと判断し，医師への報告ができる					
②排液の性状が茶色，コーヒー残渣様〜赤色のときは，上部消化管出血を疑い，潜血反応の確認と医師への報告ができる					
☐ 12. カテーテル挿入中の観察・記録・報告ができる					
①挿入した月日，カテーテルの種類，固定した長さを記録できる					
②日々の清拭時に，固定した長さを確認できる（抜けていないか）					
③経管栄養や薬物などを注入する際には，事前にカテーテルが詰まっていないか観察できる					
④嘔気・嘔吐の有無を確認できる					
⑤腹部の聴診を行い，腸蠕動音の聴取と腹部膨満感の有無の確認ができる					
⑥観察したことを報告できる					
⑦観察したことを記載基準に沿って記録できる					
☐ 13. 予期せぬ抜去時の対応ができる					
①医師へ連絡ができる					
②減圧を目的とした胃の内容物吸引時や薬物注入時間が近い場合は，再挿入の準備ができる					

項　目／評　価　の　視　点	Check	Check	Check	Check	Check
③経管栄養注入途中での抜去時は，誤嚥を確認することができる（胸部の聴診）					
☐ 14. カテーテル抜去後のケアができる					
①鼻腔周囲の清潔を保つことができる					
②カテーテル固定部位に潰瘍形成していないか確認することができる					

4　経管栄養法 ☆

（　　年　　月　　日）□

知識

項目／評価の視点	Check	Check	Check	Check	Check
□ 1. 経管栄養の適応が言える					
①嚥下障害，②意識障害，③消化管通過障害，④手術後，⑤衰弱している場合					
□ 2. 注入物の種類，量が言える					
①天然栄養（流動食，ミキサー食）					
［小児の場合］母乳・ミルク					
②混合栄養（半人工濃厚流動食）					
③人工栄養（ハイネックス，YH など）					

技術・態度

項目／評価の視点	Check	Check	Check	Check	Check
□ 3. 患者に説明ができる					
①理解しやすい言葉で説明できる					
［小児の場合］成長・発達に応じた言葉の理解度を考慮する					
［小児の場合］説明対象に家族も含める					
②同意と協力が得られるような説明の仕方ができる					
□ 4. 患者の準備ができる					
①体位はセミファーラー位（30〜45度）を取ることができる					
②抑制は患者の理解度に応じ，必要時行うことができる					
③安全の観点から，カテーテルと栄養ボトルとの接続部分が経口専用のものであることを確認できる					
④胃チューブが胃内に到達しているか確認することができる					
（吸引，口腔内を観察してチューブの位置を確認，空気を注入して胃部を触診・聴診）					
□ 5. 経管栄養食の準備ができる					
①栄養食の温度を適温（36〜37℃）にすることができる					
②スタンドを適切な高さと安全な位置に調節できる					
③自分の手指衛生ができる					
④栄養食をボトルに入れたら，滴下筒およびチューブ内の空気を抜くことができる					

	項目／評価の視点	Check	Check	Check	Check	Check
☐	6. 栄養食の注入ができる					
	①注入速度は注入物の種類や消化能力に合わせて調節することができる					
	②終了後，微温湯（30〜50mℓ）を流すことができる					
☐	7. 経管栄養中の観察ができる					
	①吐気・嘔吐の有無を確認することができる					
	②ダンピング症状などの有無を確認することができる					
☐	8. 報告・記録ができる					
	①実施・観察したことを報告できる					
	②記載基準に沿って記録できる					
☐	9. 後片づけができる					
	①物品の後片づけができる					

3 排泄援助技術

1. 自然排尿・排便援助
2. 摘便
3. 浣腸
4. 導尿
5. 膀胱内留置カテーテルの挿入と管理

看護技術

1 自然排尿・排便援助 ☆

(　年　 　月　 　日)□

知識

項　目／評　価　の　視　点	Check	Check	Check	Check	Check
□ 1. 排泄援助の目的が言える					
①排泄動作能力を最大に引き出し，自立性を高める ［小児の場合］成長発達段階に応じた排泄動作能力を最大に引き出し，自立性を高める					
□ 2. 排泄援助の留意点が言える					
①プライバシーの保持に努める，②安楽な体位，③清潔の保持，④患者に合った排泄方法の選択，⑤患者の排泄動作能力がわかる					

技術・態度

項　目／評　価　の　視　点	Check	Check	Check	Check	Check
□ 3. 患者に説明ができる					
①患者が理解しやすい言葉で説明する					
②患者の同意と協力を得る ［小児の場合］成長・発達に応じた言葉の理解度を考慮する ［小児の場合］説明対象に家族も含める					
□ 4. 患者の個別性に適した排泄の方法が選択できる					
①患者の状態に応じ，自然排尿，自然排便を促す					
②患者の状態やADLに合わせた介助ができる(ベッド上・ベッドサイド・トイレ歩行)					
③患者に適した尿，便器が選べる（ベッド上に使用する尿便器・ポータブル便器の選択・オムツ使用の選択など）					
□ 5. 患者の状態に合わせ，プライバシーの保持ができる					
①排泄時は必ずカーテンなどで仕切り，プライバシーの保持に努めることができる					
②ベッド上排泄の場合，便器・尿器挿入時は不必要な露出は避け，プライバシーを保持することができる					
□ 6. 患者の状態に合わせた排泄援助ができる（自然排尿・排便の場合）					
①尿意・便意がある場合は，速やかに適切な排泄援助ができる					
②尿意・便意がない場合あるいは訴えられない場合は，排泄のサインを見出し，排泄リズムをつかむことができる					

項　目／評　価　の　視　点	Check	Check	Check	Check	Check
③排泄に時間がかかっても急がせたりしない配慮ができる					
④決められた方法で排泄を促すなど統一した指導をすることができる					
☐ 7. 患者の状態に合わせた排泄援助ができる（尿器・便器使用の場合）					
①便・尿器の種類に応じた安楽・確実性を確保しながら当てることができる ［女性の場合］尿が飛び散らないよう便器内にトイレットペーパーを1枚敷くなどの配慮ができる					
②排便時，ベッド上便器・ポータブルトイレ使用時は，便器の底に1枚トイレットペーパーを敷くことができる					
③排泄後，陰部清拭あるいは陰部洗浄を行い，皮膚を清潔に保つことができる					
☐ 8. 患者の状態に合わせた排泄援助ができる（オムツ使用時の場合）					
①患者の状態に合ったオムツを選択し，装着できる ［小児の場合］成長・発達に応じたオムツの選択ができる					
②患者の排泄のリズムに応じて，オムツを交換することができる					
③オムツが汚れたときのサインを見出し，早期にオムツ交換することができる					
④排泄後，陰部清拭あるいは陰部洗浄を行い，皮膚を清潔に保つことができる					
☐ 9. 患者の排泄物を観察することができる					
①量，②色，③性状					
☐ 10. 排泄物の性状・量と全身状態を関連づけて判断し，適切な対応ができる					
①排泄物が赤みを帯びている場合は，出血の可能性を疑い，潜血反応の確認をし，その結果に応じて医師へ報告ができる					
②量・回数や性状に異常が見られた場合は，医師に報告できる					
☐ 11. 後片づけができる					
①病室の環境を整える（カーテンを開ける，ベッド整備をするなど）					
②使用した尿・便器の後片づけができる					
③手指衛生ができる					
☐ 12. 記録・報告ができる					
①記載基準に沿って記録できる					
②必要時に報告ができる					

3 排泄援助技術

1 自然排尿・排便援助

2 摘便 ☆

(　年　月　日)□

知識

項目／評価の視点	Check	Check	Check	Check	Check
□ 1. 摘便の目的が言える					
①便秘が持続し，宿便陥頓を引き起こしている状態を改善する					
②腹圧をかけられず，便が肛門の手前の直腸で固まってしまい，浣腸しても便が出ない状態を改善する					
□ 2. 摘便施行時の留意点が言える					
①プライバシーの保持に努める					
②施行時は安全・安楽に配慮する					
③肛門や直腸内に亀裂や痔がある場合は，無理に行わない					

技術・態度

項目／評価の視点	Check	Check	Check	Check	Check
□ 3. 摘便の準備ができる					
①紙オムツ，②潤滑剤，③手袋，④新聞紙など					
□ 4. 患者に説明ができる					
①目的・方法など患者に理解しやすい言葉で説明する					
②患者の同意と協力を得る					
［小児の場合］成長・発達に応じた言葉の理解度を考慮する					
［小児の場合］説明対象に家族も含める					
□ 5. 摘便ができる					
①必要物品を用意する					
②ゴム手袋を着用し，示指に潤滑剤を塗り，挿入し，便塊を崩すように少しずつえぐるように取り出す					
③最後に浣腸をし，便の排出を促す場合もある					
④口呼吸をしてもらい，腹部の緊張をとる					
⑤このとき不必要な露出を避け，プライバシーの保持に配慮する					
□ 6. 観察ができる					
①便の性状・量の観察をする					
②一般状態を観察する					
③肛門周囲の皮膚の状態を観察する					

項 目／評 価 の 視 点	Check	Check	Check	Check	Check
☐ 7. 後始末ができる					
①使用物品の後始末ができる					
②病室の環境を整える					
☐ 8. 記録・報告ができる					
①記載基準に沿って記録できる					
②必要時に報告ができる					

3　浣腸 ☆

（　　年　　月　　日）□

知識

項目／評価の視点	Check	Check	Check	Check	Check
□ 1. 浣腸の目的が言える					
①速やかに排便を促すため					
②手術・検査のため，腸管内貯留物の排出を促す					
③大腸内ガス貯留による腹部膨満を緩和する					
□ 2. 浣腸の種類と方法が言える					
①グリセリン浣腸，②高圧浣腸，③石鹸浣腸					
［小児の場合］こより・スワブ刺激					
□ 3. 浣腸施行時の留意点が言える					
①プライバシーの保持に努める					
②浣腸は医師の指示が必要であることがわかる					

技術・態度

項目／評価の視点	Check	Check	Check	Check	Check
□ 4. 浣腸の準備ができる					
①ディスポーザブル浣腸液の種類に応じた必要物品の選択を行う					
(1)ディスポーザブル浣腸液，(2)膿盆，(3)潤滑油，(4)ガーゼ，(5)鉗子（無鉤）					
［小児の場合］(1)～(5)の他に，専用注射器およびネラトンカテーテル（浣腸液の量やネラトンカテーテルの太さは，医師の指示による）					
□ 5. 患者に説明ができる					
①患者が理解しやすい言葉で説明する					
②患者の同意と協力を得る					
［小児の場合］成長・発達に応じた言葉の理解度を考慮する					
［小児の場合］説明対象に家族も含める					
□ 6. 浣腸の施行ができる					
①浣腸液をお湯で37℃程度まで温める					
②左側臥位を取ってもらい，浣腸液をゆっくり挿入していく。このとき，患者に口呼吸をしてもらい，腹部に緊張が入らないようにするとともに，すぐに浣腸液が排出されないように我慢するよう話すことができる					
［新生児・乳児の場合］仰臥位で開脚させ，しばらく肛門を押さえる					

項目／評価の視点	Check	Check	Check	Check	Check
③不必要な露出を避け，プライバシーの保持に配慮する					
☐ 7. 観察ができる					
①使用時の一時的な腹痛・ゴロゴロ感・肛門部の不快感・残便感					
②一般状態の観察					
③反応便の量，性状，色					
☐ 8. 後片づけができる					
①使用物品を片づけることができる					
②病室の環境を整える					
☐ 9. 記録・報告ができる					
①記載基準に沿って記録できる					
②報告ができる					

4　導尿　☆

(　　年　　月　　日)□

知識

項目／評価の視点	Check	Check	Check	Check	Check
□ 1. 導尿の目的が言える					
①排尿困難な患者に対し，カテーテルを用いて人為的に尿の排泄を行う					
②診断および検査のため					
□ 2. 実施時の留意点が言える					
①カテーテル挿入の適切な体位が言える					
②口呼吸をすることにより，尿道口の緊張が和らぎ，カテーテル挿入がスムースになることが言える					
③尿道口周囲の消毒方法が言える（男性の場合・女性の場合）　※「膀胱内留置カテーテルの挿入と管理」の知識項目2－③（26ページ）参照					
④カテーテル挿入の長さが言える（男性の場合・女性の場合）　※「膀胱内留置カテーテルの挿入と管理」の知識項目2－④（26ページ）参照					
⑤無菌操作で行う意義が言える					
⑥プライバシーの保護の必要性について言える					
⑦子どもの場合，医師が施行するので介助する					

技術・態度

項目／評価の視点	Check	Check	Check	Check	Check
□ 3. 導尿の準備ができる					
①必要な物品：(1)鑷子・滅菌綿球・膿盆・消毒液，(2)処置用シーツ，(3)潤滑剤，(4)ネラトンカテーテル，(5)尿器，(6)滅菌ゴム手袋，(7)必要時滅菌試験管					
□ 4. 子どもと家族に説明できる					
①導尿の目的，方法，体位を説明できる					
②協力してほしいことを説明し同意を得る					
③患者が理解しやすい言葉で説明する ［小児の場合］成長・発達段階に応じた言葉の理解度を考慮する ［小児の場合］説明対象に家族も含める					

項 目／評 価 の 視 点	Check	Check	Check	Check	Check
☐ 5. 導尿の介助ができる					
①カーテンを閉めプライバシーの保護をする					
②患者の体位を仰臥位にし，処置用シーツを敷く					
③ネラトンカテーテルの先端に潤滑剤をつけ清潔にしておく					
④ゴム手袋を装着し，鑷子で尿道口の消毒をする（中央，左右の順で1回1回消毒綿球を変える）					
⑤片手で小陰唇を広げたまま，片方の手でネラトンカテーテルを挿入する					
⑥カテーテル挿入時，患者に「口呼吸」してもらう ［小児の場合］医師が行うので子どもの体位を保持する ［小児の場合］時々子どもに声をかけて不安の軽減をする					
⑦尿の流出を確認する					
⑧患者を安楽な姿勢にする					
⑨処置中は不必要な露出を避ける					
☐ 6. 尿カテーテル挿入時の観察ができる					
①尿の性状・色・臭い・流出状態					
②カテーテル挿入の刺激による痛み，不快感や尿意					
③下腹部の緊張状態					
④患者の一般状態を観察できる					
☐ 7. 後片づけができる					
①検査に出す場合は，カテーテルの反対側が採尿容器の縁に触れないようにし，尿を入れる					
②ネラトンカテーテルはMDボックス，その他使用後の物品は分別して捨てる					
☐ 8. 記録・報告ができる					
①記載基準に沿って記録できる					
②必要時に報告ができる					

3 排泄援助技術

5　膀胱内留置カテーテルの挿入と管理　☆〜☆☆

(　　年　　月　　日)□

知識

項目／評価の視点	Check	Check	Check	Check	Check
□ **1. 留置カテーテル挿入の目的が言える**　☆					
①尿閉あるいは大量の残尿を有するとき					
②尿失禁で褥瘡や創傷が周囲にあり，尿汚染を避けたいとき					
③術中・術後やまたは重症で尿路管理や水分バランスが必要な場合					
④尿量測定や尿の採取が必要なとき					
⑤救急救命で安静が必要なとき					
□ **2. 実施時の留意点が言える**　☆					
①留置カテーテル挿入の適切な体位が言える					
●女性の場合は，仰臥位で膝を軽く曲げる					
●男性の場合は，仰臥位にする					
［小児の場合］女児は開脚位で軽く膝を曲げる					
［小児の場合］男児は仰臥位で臀部が引けてしまわないよう膝を押さえる					
②口呼吸をすることにより，尿道口の緊張が和らぎ，カテーテル挿入がスムースになることが言える					
③尿道口周囲の消毒方法が言える					
●女性の場合は，小陰唇を中央・左右の順に消毒するが1回1回消毒綿球を交換する					
●男性および小児の場合は，医師が行うので介助する					
●男性の場合，挿入時尿道がほぼ一直線になるように陰茎を60度に保つと挿入が容易である					
④留置カテーテル挿入の長さが言える					
●女性の場合は4〜5cm（尿道の長さ3〜4cm）					
●男性の場合は16〜20cm（尿道の長さ16〜18cm）					
［小児の場合］尿流がみられる長さまで					
⑤膀胱内は無菌であり感染防止の必要があるため，無菌操作で行うということが言える					
⑥留置カテーテルの固定方法が言える					
●女性の場合は大腿内側にゆとりをもって固定する					
●男性の場合は陰茎を上向きに固定する					
［小児の場合］成人と同様					

項目／評価の視点	Check	Check	Check	Check	Check
⑦バルーンに注入する固定液と注入量が言える ● 滅菌蒸留水を注入する（生理食塩水は塩分が内腔を閉塞する可能性がある） ● 注入量が少ないと抜けることがある ● 注入量が多いとバルーンが破裂することがある ［小児の場合］尿の流出を確認してから注入しないと尿道損傷の危険がある					
⑧プライバシーの保護の必要性について言える					

技術・態度

項目／評価の視点	Check	Check	Check	Check	Check
□ 3. 必要物品を準備することができる　☆					
①挿入に必要な物品：(1)消毒物品（滅菌綿球・消毒液・鑷子），(2)膿盆・処置用シーツ，(3)滅菌ゴム手袋，(4)潤滑剤，(5)留置カテーテル，(6)集尿パック					
②固定に必要な物品：(1)注射器（専用注射器），(2)絆創膏，(3)滅菌蒸留水					
□ 4. 患者に説明ができる　☆					
①留置カテーテルの目的，方法，体位を説明できる					
②協力してほしいことを説明し同意を得ることができる					
③患者が理解しやすい言葉で説明することができる ［小児の場合］成長・発達段階に応じた言葉の理解度を考慮する ［小児の場合］説明対象に家族も含める					
□ 5. 留置カテーテルの挿入ができる　☆～☆☆					
①カーテンを閉めプライバシーの保護ができる					
②患者の体位を仰臥位にし，処置用シーツを敷くことができる					
③留置カテーテルと集尿パックを無菌操作で接続することができる					
④留置カテーテルの先端に潤滑剤をつけ清潔にしておくことができる					
⑤ゴム手袋を装着し，鑷子で尿道口の消毒をすることができる（中央，左右の順で1回1回消毒綿球を変える）					
⑥片手で小陰唇を広げたまま，片方の手で留置カテーテルを挿入することができる					

項目／評価の視点	Check	Check	Check	Check	Check
⑦カテーテル挿入時，患者に「口呼吸」してもらうことができる					
●男性の場合は，医師が行うので介助する ［小児の場合］医師が行うので子どもの体位を保持する					
⑧尿の流出を確認することができる					
⑨留置カテーテルに表示された蒸留水を専用の注射器で注入することができる					
⑩留置カテーテルを少し引いて抜けないことを確認することができる					
⑪固定をすることができる					
⑫患者を安楽な姿勢にすることができる					
⑬処置中は不必要な露出を避けることができる					
☐ 6. カテーテルの管理ができる　☆〜☆☆					
①尿の性状・色・臭い・流出状態					
②カテーテル挿入の刺激による痛み，不快感や尿意					
③カテーテルがねじれたり外れたりしていないか					
④下腹部の緊張状態					
⑤患者の一般状態を観察できる					
☐ 7. 後片づけができる　☆					
①注射器はMDボックス，使用後の物品は分別して捨てることができる					
②手指衛生ができる					
☐ 8. 記録・報告ができる　☆					
①記載基準に沿って記録できる					
②必要時に報告ができる					
☐ 9. 予期せぬ抜去後の対応ができる　☆					
①バルーンの確認（膨らんだままか，破裂していないか）ができる					
②カテーテルの先端部が体内に遺存していないかの確認ができる					
③尿道からの出血の有無と量を確認できる					

4 活動・休息援助技術

1 移送の介助・方法・移送器材の管理
2 体位変換
3 関節可動域訓練
4 廃用症候群の予防
5 体動・移動の援助
6 入眠・睡眠の援助

看護技術

1　移送の介助・方法・移送器材の管理　☆

（　　年　　月　　日）□

知識

項目／評価の視点	Check	Check	Check	Check	Check
□ 1. 移送の目的が言える					
①歩行困難な患者や安静を強いられている患者を安全に移送する					
②救護区分に合わせて適切な方法で患者を安全に移送する					
③手術・検査時など					
□ 2. 移送の注意点が言える					
①患者の安全・安楽を図る					
●車椅子やストレッチャーのタイヤなど整備状態の確認					
●目的に合わせた「点滴スタンド」「酸素ボンベ」など物品の選択					
●移動中の振動をできる限り避ける					
●移動時のブレーキに配慮する					
②患者の保温に努める					
●移動する場所の気温、湿度、気流を知り、患者の衣類や毛布などの使用を考慮する					
③進行方向に留意する ［車椅子の場合］エレベーターの乗降は障害物などの安全確認後、後ろ向きに移動する 下り坂は蛇行しながら引っ張るようにするか後ろ向きにして移動する 段差は前輪を浮かせて段上に乗せ振動を与えないように進める ［ストレッチャーの場合］平坦な場所は足側から移送し、スロープを昇るときは頭側から、下りるときは足側から移送する					
□ 3. 救護区分が言える					
①担送・護送・独歩の区分理由が言える					

技術・態度

項目／評価の視点	Check	Check	Check	Check	Check
□ 4. 患者に説明ができる					
①目的・方法・所要時間が説明できる					

項目／評価の視点	Check	Check	Check	Check	Check
②専門用語ではなく，わかりやすく理解しやすい言葉で説明できる					
［小児の場合］成長・発達段階に応じた言葉の理解度を考慮する					
［小児の場合］説明対象に家族も含める					
③患者の同意と協力を確認できる					
☐ 5. 必要物品が準備できる					
①患者の状態に合った物品を選択できる（車椅子・ストレッチャー）					
②車椅子での移動時の服装や膝かけの配慮					
③（必要時）安全ベルトやひもなどの物品					
☐ 6. 車椅子やストレッチャーでの移送ができる					
①整備状況が確認できる（タイヤの硬さ・空気・車のきしみ・清掃状態・ブレーキなどの確認）					
②移送ルート，移送先の環境が確認できる（温度や湿度など）					
③環境に合わせた衣類やリネン類の準備ができる					
④車椅子やストレッチャーへの昇降時や停止時は必ずブレーキをかけることができる					
⑤操作時のスピードを考慮できる					
⑥腕や肘を周囲にぶつけないように配慮できる					
⑦車椅子の場合					
●患者を臥位から坐位，端坐位になれるよう介助できる					
●背部に手を回し，患者を支えながら車椅子に移動できる					
●車椅子に深くかけてもらい，患者の安全を姿勢と言葉で確認できる					
⑧ストレッチャーの場合					
●ストレッチャーとベッドを平行に置き，患者の状態に合った人員と方法で移動できる（必要時にはスライダーを使用する）					
●柵の利用などで安全確保を行うことができる					
●頭側の看護師は頭部の握りを持ち，患者の状態の観察をしながら移送できる					
●足側の看護師は後ろ向きに持って安全の確認をしながら移送できる					
［小児の場合］体動が激しい場合や臥位が保てない場合は，転落を予防するためのチョッキなどを使用する					

4 活動・休息援助技術

項　目／評　価　の　視　点	Check	Check	Check	Check	Check
☐ 7. 物品の点検・収納ができる					
①タイヤの空気・ブレーキ・ストレッチャーの柵／スライダー					
②故障を発見した場合は，速やかに報告することができる					
③適切な収納場所に収めることができる					
☐ 8. 観察・報告・記録ができる					
①移送後，患者の体調などの訴えを聴くことができる					
②患者の一般状態を観察し，必要時に報告，記載基準に沿って記録できる					

2　体位変換　☆

（　　年　　月　　日）□

知識

項目／評価の視点	Check	Check	Check	Check	Check
□ **1. 体位変換の目的が言える**					
①安楽な体位を保持する					
②同一体位の圧迫による障害を避ける					
③同一体位による筋の拘縮を予防する					
④肺の拡張を促進する					
⑤循環器を刺激し，静脈血栓症や褥瘡，四肢の浮腫を予防，または改善する					
⑥看護や治療，検査のために必要な体位を保持する					
□ **2. 体位変換の根拠が言える**					
①循環血液と体位との関係は，臥位で最大，立位で最小であることが言える					
②圧反射：圧を加えられた側の諸機能が低下することが言える					
③2時間ごとの体位変換：圧迫部位の組織圧は2時間で0になる。それ以上同一体位を続けると障害が生じるので，少なくとも2時間を目安に体位変換を行うことが言える					
□ **3. 体位変換の種類・方法が言える**					
①種類：仰臥位から側臥位，側臥位から仰臥位，側臥位から半腹臥位，仰臥位から腹臥位，仰臥位から端坐位					
②方法：肘関節と膝関節を保持しながら行う方法・肩関節と臀部を保持しながら行う方法・横シーツ・バスタオルを用いて行う方法など					

技術・態度

項目／評価の視点	Check	Check	Check	Check	Check
□ **4. 患者に説明ができる**					
①目的，方法，体位，時間の説明ができる					
②専門用語ではなく，わかりやすく理解しやすい言葉で説明できる ［小児の場合］成長・発達に応じた言葉の理解度を考慮する ［小児の場合］説明対象に家族も含める					
③患者の同意と協力を確認できる					

項 目／評 価 の 視 点	Check	Check	Check	Check	Check
☐ 5. 患者の状態に合わせて体位変換ができる					
①体位変換は循環動態の変動を起こすことがあるので，脈拍や血圧，顔色の観察が行える					
②関節の亜脱臼防止のため四肢関節の保持を確実に行い，無理に引っ張らないで行える					
③重症患者の場合は，短時間に安全・安楽に実施できるような看護師数で行う					
④受傷部位の安静を保持しながらの体位変換が行える					
⑤創部・疼痛・輸液類のルート・ドレーンなどに配慮して体位変換できる					
☐ 6. ボディメカニクスを活用して体位変換ができる					
①基底面積・重心の位置・作業域・てこの原理・動作経済の法則を活用できる					
②最小のエネルギーで安全と安楽を保持できる					
☐ 7. 観察・報告・記録ができる					
①圧迫部位の発赤や表皮剝離などの皮膚の観察ができる					
②記録し，必要時に報告できる					

3　関節可動域訓練　☆～☆☆☆

（　　年　　月　　日）□

知識

項目／評価の視点	Check	Check	Check	Check	Check
□ 1. 関節可動域訓練の目的が言える　☆					
①なぜ可動域訓練が必要なのかを言える					
●関節の外傷・炎症などによる可動域制限・関節外の障害（麻痺や疼痛）や健常な関節であっても使わないでいると約4週間で拘縮が生じる					
②関節を良肢位に保持					
③体位変換					
④他動運動による訓練					
⑤自動運動の支援					
⑥可動域保持訓練					
□ 2. 他動運動の留意点が言える　☆					
①疼痛の訴えに注意し，無理な運動をしないことが言える					
②その関節におけるあらゆる運動を全可動域にわたって実施することが言える					
③近位関節を固定し，障害の程度に応じてゆっくりと行うことが言える					
④動かしてはならない部分を保護して行うことが言える					

技術・態度

項目／評価の視点	Check	Check	Check	Check	Check
□ 3. 可動域に応じた他動運動の支援ができる　☆☆～☆☆☆					
［肩関節の場合の方法］					
①肘を伸展したまま前方挙上できる					
②ベッド柵がある場合は肘を頭上で曲げられる					
③肘を伸展したまま側方挙上できる					
④肩を引き伸ばすようにして水平内・外転できる					
⑤上腕を80度外転し前腕を立てた位置から内・外旋を行える					
⑥患者の状態によって適時自動運動↔抵抗運動へと進めていける					
□ 4. 訓練のための準備ができる　☆～☆☆					
①訓練開始前に患者の一般状態の観察と昨日までの訓練経過を把握できる					
②訓練のための更衣を準備・確認することができる（可動域の広い寝衣あるいは運動用洋服・運動靴など）					

4　活動・休息援助技術

3　関節可動域訓練　35

	項 目／評 価 の 視 点	Check	Check	Check	Check	Check
☐	5. 患者に説明ができる　☆					
	①運動の目的，方法，部位を説明できる					
	②患者が理解しやすい言葉で説明できる					
	③患者の不安や緊張した気持ちを十分受け止められる					
☐	6. 訓練を正確に実施できる　☆☆〜☆☆☆					
	①3.の方法に準ずることができる					
	②訓練途中，気分不快や変化がないかを確認できる					
	③患者の訴えを聴くことができる					
	④訓練終了後は，患者の寝衣を整え，安楽な状態にできる					
☐	7. 後片づけができる　☆					
	①汗などで汚染した寝衣を交換できる					
☐	8. 観察・報告・記録ができる　☆					
	①患者の全身状態を観察し，記載基準に沿って記録できる					
	②必要時に報告できる					

4　廃用症候群の予防　☆〜☆☆☆

知識

（　　年　　月　　日）□

項目／評価の視点	Check	Check	Check	Check	Check
□ **1. 廃用症候群の基礎的知識について言える**　☆					
①廃用症候群の定義が言える（廃用症候群とは，疾患治癒のための局所や全身安静の結果生じる2次的な退行性の変化である）					
□ **2. 廃用症候群の種類と特徴について言える**　☆					
廃用症候群の種類が言える（廃用性筋萎縮・関節拘縮・廃用性骨萎縮・循環機能の廃用性低下・精神機能の廃用性低下）					
①廃用性筋萎縮					
(1)安静・臥床によって，全身の骨格筋の線維の直径の減少・黄紋の減少などの退行変化が起こることを言える					
(2)筋萎縮が筋力低下を生じさせることを言える					
(3)筋萎縮と筋力低下の違いと関係について言える					
(4)筋力低下をきたした結果，下肢の筋力低下は歩行を，体幹筋は座位保持の機能を低下させることを言える					
②関節拘縮					
(1)安静・臥床による局所の循環障害は軟部組織へ変性させ，疎性結合織は肥厚・緻密化することを言える					
(2)関節軟骨も変性壊死を起こすことを言える					
(3)(1)と(2)が重なり，関節腔内の線維性癒着・骨性硬直につながることを言える					
(4)2〜3週間で関節可動域を低下させ運動障害が生じるようになることを言える					
(5)運動障害は股関節・膝関節・足関節に拘縮が生じやすいことを言える					
(6)(5)の拘縮は座位保持や歩行に支障をきたすことを言える					
③廃用性骨萎縮					
(1)廃用性骨萎縮の特徴を言える					
●骨格の部位により進度が異なる（海綿骨である骨幹端部・椎骨・踵骨に生じやすい）					
●回復には長期間を要する					
●閉経期以降の骨萎縮と高齢女性が骨粗しょう症になりやすい					
●安静・臥床による筋肉の運動や骨へのストレスや血流が関係している					

4　活動・休息援助技術

項目／評価の視点	Check	Check	Check	Check	Check
(2)骨折の多くの原因は骨萎縮であることが言える					
④循環機能の廃用性低下					
(1)リハビリテーション開始時の観察点が言える					
⑤精神機能の廃用性低下					
(1)精神機能はリハビリテーションの遂行やその意欲に影響することを言える					
●関心や欲望の低下，人格障害，心身機能の低下は依存的，退行的，無欲的に陥りやすい					
●成人期においては突然の発症によるショックや障害を残す場合に，リハビリテーションの遂行やその意欲が低下する可能性がある					

技術・態度

項目／評価の視点	Check	Check	Check	Check	Check
□ 3. 患者に説明ができる　☆					
①目的，方法，部位，体位，所要時間を説明できる					
②専門用語でなく，理解しやすい言葉で説明できる					
［小児の場合］成長・発達に応じた言葉の理解度を考慮する					
［小児の場合］説明対象に家族も含める					
③患者の同意と協力を得られる					
□ 4. 予防のための援助が実施できる　☆～☆☆☆					
①「関節可動域訓練」の項（35ページ）参照					
②清拭時に皮膚のマッサージを行うことができる					
③入浴介助時に，温湯につかった手足を動かすことができる					
④寝衣交換時など，患者自身で行える所は声かけを行い，促すことができる					
□ 5. 観察・報告・記録ができる　☆					
①情報収集・分析・解釈に基づいて報告し，記載基準に沿って記録できる					
●筋・神経・骨・関節系の障害の程度：運動麻痺の種類と程度，形態，変形，感覚麻痺の種類と程度					
●関節可動域（ROM）テスト・徒手筋力テスト（MMT）・骨密度・体力・高次脳障害					
●精神機能・日常生活・環境・面会状況・コミュニケーション能力・感覚機能など					

5　体動・移動の援助　☆

（　　年　　月　　日）□

知識

	項目／評価の視点	Check	Check	Check	Check	Check
□	**1. 移動援助の適応が言える**					
	①患者自身が一人で移動できない場合（視力・聴力・上下肢などの機能障害，四肢などの麻痺・拘縮，意識障害，点滴ラインや輸液ポンプ類の装着により体動制限がある場合，与薬などにより歩行困難な場合）					
	●ベッドから車椅子への移動					
	●ベッドからストレッチャーへの移動					
	●臥床状態での移動					
	●座位がとれる場合の移動					
	②手術後などで疼痛が強い場合					
□	**2. 移動のための留意点が言える**					
	①移動時・移動中に転倒やケガがないように保護することが言える					
	②保護のために使用する物品が言える					
	［小児の場合］興奮や混乱・不穏の有無などにより子どもは常に予期しない行動をする可能性があることを言える					
□	**3. 移動に必要な物品の選択について言える**					
	①車椅子・ストレッチャー・パッドスライダーなどの使用目的が言える					
	②車椅子・ストレッチャー・パッドスライダーなどの使用方法が言える					

技術・態度

	項目／評価の視点	Check	Check	Check	Check	Check
□	**4. 移動の準備ができる**					
	①移動の目的を確認できる					
	②患者に適した移動具の選択と方法を確認できる					
	③患者名を確認できる					
	④移動可能であるかどうか，患者の一般状態を観察できる					
□	**5. 患者に説明ができ確実に実施できる**					
	①移動の目的，方法，体位を説明できる					
	②注意すること，協力してほしいことを説明できる					

項目／評価の視点	Check	Check	Check	Check	Check
③患者が理解しやすい言葉で説明できる ［小児の場合］成長・発達に応じた言葉の理解度を考慮する ［小児の場合］説明対象に家族も含める					
④患者の不安や緊張した気持ちを十分受け止められる					
⑤移動具を安全・確実に操作できる					
⑥患者の寝衣を整え安楽な状態にできる					
⑦移動終了後に一般状態を観察できる					
☐ **6. 後片づけができる**					
①使用した移動具や物品を収納できる					
②使用した移動具が汗などで汚染した場合は，消毒綿または消毒布などで拭くことができる					
③手指衛生ができる					
☐ **7. 観察・記録・報告ができる**					
①患者の全身状態の観察・記録・報告ができる					
②患者の訴えを聴くことができる					

6　入眠・睡眠の援助　☆

（　　年　　月　　日）□

知識

項目／評価の視点	Check	Check	Check	Check	Check
☐ 1. 入眠・睡眠援助の目的が言える					
①治療・処置の影響による睡眠リズムの乱れを調整					
②年齢に応じた必要な睡眠時間が言える					

技術・態度

項目／評価の視点	Check	Check	Check	Check	Check
☐ 2. 患者の意向を十分に確認することができる					
①入院前の睡眠時間やパターンを確認できる					
②入院後の睡眠に対して満足度を確認できる					
③患者が望む睡眠状態について確認できる（睡眠時間・熟睡感・満足度など）					
④睡眠を妨げている要因について確認できる					
⑤入院前の睡眠時間や不眠時の対応について確認できる					
☐ 3. 入眠のための援助が実施できる					
①就寝儀式として，リラックスできるようにイブニングケアを行ったり，声をかけたり，リラクゼーションが図れる ［小児の場合］成長・発達に応じた言葉の理解度を考慮する ［小児の場合］説明対象に家族も含める					
②不眠時の対応として，次のことを検討し，患者の同意と協力を得ることができる （入眠時の温かい飲み物・入眠前の足浴・採光・室温・騒音・掛け物などの調節など）					
③内服薬使用について主治医に相談できる					
④内服薬使用時は，服用後のふらつきによる転倒防止に留意できる					
⑤注射薬使用時は，注射後の呼吸抑制に留意できる					
⑥［小児の場合］寝つきが悪く，啼泣が続く場合や，夜中に目覚めて啼泣するときなどは次のことが実施できる （トントンする・絵本を読む・ビデオを見せる・童話を聞かせる・おんぶをする）					

4　活動・休息援助技術

項　目／評　価　の　視　点	Check	Check	Check	Check	Check
☐ 4. 観察・報告・記録ができる					
①患者の訴えを聴くことができる					
②睡眠状態・一般状態を観察，記載基準に沿って記録し，必要時に報告できる					

5 清潔・衣生活援助技術

1 全身清拭
2 洗髪
3 口腔ケア
4 入浴介助
5 部分浴（手浴・足浴）
6 部分浴（陰部洗浄）
7 寝衣交換

看護技術

1　全身清拭　☆

（　　年　　月　　日）☐

知識

項目／評価の視点	Check	Check	Check	Check	Check
☐ 1. 清拭の目的が言える					
①皮膚表面に付着している垢や汗の成分，感染源となる物質を取り除き，清潔にすることが言える					
②皮膚を刺激し，摩擦により血液循環を良好にし，筋肉や内臓の働きによい影響を与えることが言える					
③皮膚を刺激し，皮膚の抵抗力をつけることが言える					
④筋肉を適度に刺激することで，筋の萎縮を予防することが言える					
⑤悪臭やかゆみを予防し，心身を爽快にすることが言える					
⑥同一体位による疲労，圧迫，湿潤などからくる身体的苦痛や不快感を取り除くことが言える					
⑦全身状態を観察できることが言える					
⑧患者とよい人間関係を作り，生活指導のよい機会にすることが言える					
☐ 2. 援助の留意点が言える					
①苦痛や疲労を与えない（安楽な体位・短時間）					
②保温とプライバシーの保護をする・肌の露出を避ける					
③気持ちのよい湯温（肌に当たるときの温度42～43℃）					

技術・態度

項目／評価の視点	Check	Check	Check	Check	Check
☐ 3. 患者の状態に応じた援助が行える					
①患者の状態観察（必要時バイタルサインの測定）が行える					
②患者の状態（重症度やADLなど）に合った，部位・方法・時間などが選択できる					
③必要時，医師に状態報告し指示を得られる					
☐ 4. 患者に説明ができる					
①目的・方法・部位・体位・患者の協力方法を説明できる					
②専門用語でなく，理解しやすい言葉で説明できる　［小児の場合］成長・発達に応じた言葉の理解度を考慮する　［小児の場合］説明対象に家族も含める					

項 目／評 価 の 視 点	Check	Check	Check	Check	Check
③患者の同意を得られる					
5. 必要物品の準備ができる					
①おしぼり（上用，下用を必要枚数）とおしぼり入れ，②小ビニール袋1～3枚（不潔な物を入れる），③着替え，④ビニール手袋，⑤石鹸，⑥小ワゴン，⑦バスタオル，⑧その他（必要に応じて，洗面器，陰部洗浄用シャワーボトル）					
6. 環境を整えることができる					
①毛布・暖房・窓・ドアなどを活用し，室温の調整ができる（22～26℃）					
②プライバシーの保護ができる（ドア・スクリーン・カーテンなどの活用）					
7. 手順に沿って援助ができる					
①原則として清潔な部位から不潔な部位へ拭くことができる　やむを得ず不潔な部位から拭く場合は，物品や看護師の手を清潔（手洗い）にしてから清潔な部位を拭くことができる					
②四肢は末梢から中枢に向かい，筋肉の走行に沿って適度な圧力で拭くことができる					
③患者の好みを取り入れて行うことができる（背部，腹部を温める・手足は手，足浴にする）					
④患者の病状，安静度に合わせた方法で行うことができる（部分清拭など）					
⑤動作経済性を考えて行うことができる					
⑥使用する物の経済性を考慮することができる					
8. 観察・記録ができる					
①患者の訴えを聴くことができる					
②皮膚の状態および一般状態を観察し，記載基準に沿って記録できる					
9. 報告ができる					
①異常時，通常と変化が生じた場合の報告ができる					
10. 後片づけができる					
①病室の環境を整える・カーテンを開ける・ベッドを整えることができる					
②使用物品の後始末ができる（物品に適した取り扱い）					

5 清潔・衣生活援助技術

1 全身清拭

2　洗髪　☆

(　年　　月　　日)□

知識

項目／評価の視点	Check	Check	Check	Check	Check
□ 1. 洗髪の目的が言える					
①頭皮や毛髪の汚れを除去し，搔痒感・悪臭を予防する					
②頭皮を清潔にし，血行を促進させ毛髪に栄養を与える					
③二次感染を予防する					
④外観を美しく整え，気分をさわやかにする					

技術・態度

項目／評価の視点	Check	Check	Check	Check	Check
□ 2. 援助の留意点が言える					
①疲労を与えない（安楽な体位・短時間・すすぎの湯量）					
②寒気を感じさせない（室温・寝衣の濡れ防止・湯の温度・手早く乾燥）					
③不快感を与えない（振動防止・爪を立てない・プライバシーの保護）					
□ 3. 患者に説明ができる					
①目的，方法，部位，体位，所要時間を説明できる					
②専門用語でなく，理解しやすい言葉で説明できる					
［小児の場合］成長・発達に応じた言葉の理解度を考慮する					
［小児の場合］説明対象に家族も含める					
③患者の同意と協力を得ることができる					
□ 4. 必要物品の準備ができる					
①洗髪車，②温湯（40℃位），③タオル・バスタオル・ラバーシーツ・ケープ・耳栓・新聞紙，④シャンプー，⑤ヘアブラシ・ドライヤー					
□ 5. 洗髪の援助ができる					
①患者の首の安定と保温を図ることができる					
②ヘアピンや付属品を取り除きブラッシングができる					
③髪の先端から頭皮のほうへ湯をかけ，温度を調整できる					
④シャンプーは手のひらで温めてまんべんなく頭髪につけることができる					
⑤指腹を使い，生え際は円を描くように，その他はZ字を描くようにマッサージしながら洗うことができる					

項目／評価の視点	Check	Check	Check	Check	Check
⑥顔を横向きにして洗い，顔や耳にお湯をかけないようにすることができる					
⑦お湯を十分かけ，飛び散らないようにすることができる					
⑧毛髪の水分をしっかり拭き取ることができる					
⑨ドライヤーは10cm以上離し，風は頭皮に平行に使用することができる					
⑩毛先からとかし，患者に適した髪型にまとめることができる					
☐ 6. 観察・記録ができる					
①患者の訴えを聴くことができる					
②毛髪，頭皮・一般状態を観察し，記載基準に沿って記録できる					
☐ 7. 報告ができる					
①異常時，通常と変化が生じた場合の報告ができる					
☐ 8. 後片づけができる					
①汚水処理をし，洗浄することができる					
②使用物品を元の場所に戻すことができる					

3　口腔ケア　☆

（　　年　　月　　日）□

知識

項目／評価の視点	Check	Check	Check	Check	Check
□ 1. 口腔ケアの目的が言える					
①口腔内の細菌繁殖を防ぎ，二次感染（呼吸器感染）を予防する					
②歯牙と歯肉を清潔にし，う歯や歯槽膿漏を予防する					
③口腔内の残渣物を除去し，悪臭を予防する					
④血行をよくし，口腔内の自浄作用を活発にする					
⑤気分を爽快にし，食欲増進を図る					
□ 2. 援助の留意点が言える					
①粘膜，歯牙を傷つけない					
②不快感を与えない					
③患者の状態に適した方法を選択する					
④［小児の場合］乳歯が生えてきたら，離乳食を食べた後，脱脂綿かガーゼを濡らして歯面の内側，外側を拭く ［小児の場合］3歳までは全面介助，4～5歳は部分介助，6～8歳は一人で磨く					

技術・態度

項目／評価の視点	Check	Check	Check	Check	Check
□ 3. 患者に説明ができる					
①目的・方法・部位・体位・患者の協力方法を説明することができる					
②専門用語でなく理解しやすい言葉で説明できる ［小児の場合］成長・発達に応じた言葉の理解度を考慮する ［小児の場合］説明対象に家族も含める					
③患者の同意を得ることができる					
□ 4. 必要物品の準備ができる					
①歯ブラシ・歯みがき剤・綿棒・ゴム手袋・（必要時）吸引器，②ガーグルベースン，③吸い飲みと温湯，④タオル					
□ 5. 口腔ケアができる					
①患者が行いやすい体位を取ることができる					
②吸い飲みは口角から入れることができる					

項　目／評　価　の　視　点	Check	Check	Check	Check	Check
③水がこぼれないようにガーグルベースンを当てることができる					
④患者の状態に合わせ，綿棒や吸引器を使用することができる					
⑤患者が含嗽をできない場合，吸引器を準備し，誤嚥に注意することができる					
☐ 6. 観察・記録ができる					
①患者の訴えを聴くことができる					
②口腔の状態・一般状態を観察し，記載基準に沿って記録できる					
☐ 7. 報告ができる					
①異常時，通常と変化が生じた場合に報告ができる					
☐ 8. 後片づけができる					
①汚水処理をし，洗浄する					
②感染予防のため消毒することができる					

3　口腔ケア

4　入浴介助　☆

（　　年　　月　　日）□

知識

項目／評価の視点	Check	Check	Check	Check	Check
□ 1. 入浴の目的が言える					
①全身の清潔を保つ					
②回復期の全身の血液循環を良好にし，気分を爽快にして疲労の回復を図る					
③治療や訓練の一環として，四肢の機能訓練の場とする					
□ 2. 入浴時の留意点が言える					
①入浴時刻は食前後1時間以上（患者の状況に応じ，柔軟に対応することができる）					
②入浴時間は10分以内（初回は5分位から）					
③浴室・脱衣室の室温は22〜26℃位					
④お湯の温度は40〜42℃（健康時より低め）					

技術・態度

項目／評価の視点	Check	Check	Check	Check	Check
□ 3. 患者に説明ができる					
①目的が説明できる					
②方法と患者の状況に応じた注意点が説明できる					
③浴室の使い方を説明できる（特に，お湯の調節方法）					
④ナースコールの場所とナースコールを押すタイミングについて説明することができる					
⑤患者の同意を得ることができる　［小児の場合］成長・発達に応じた言葉の理解度を考慮する　［小児の場合］説明対象に家族も含める					
□ 4. 入浴・シャワー浴の援助ができる					
①入浴前					
●入浴前に，検温・全身状態の観察を行い，必要に応じて医師の指示を受けることができる					
●（必要に応じて）音声モニターを使用し，入浴中の患者の状態把握を行うことができる					
②入浴中					
●疲労を最小限に留めることができる（衣服の着脱・シャンプー・身体を洗う・湯のかけ流し）					
●安全を心がけ，適宜患者に必要な声かけができる（転倒・熱傷に注意する）					

項目／評価の視点	Check	Check	Check	Check	Check
● 患者の自立度に合わせて介助を行うことができる					
● 患者のプライバシー・羞恥心に配慮できる					
③入浴後，患者の状態を把握し，必要に応じて補水や処置など身体ケアを行う					
④ストレッチャー，シャワーチェアでの援助ができる					
⑤リハビリ目的の場合は，できる部位は自分で行うよう指導できる					
⑥入浴後の安静臥床の保持が患者に説明できる					
☐ 5. 観察ができる					
①皮膚の状態および全身状態の観察ができる					
②骨，筋肉の外観の異常の有無を観察できる					
☐ 6. 入浴後の状態観察・報告・記録ができる					
①一般状態・疲労度，他の異常の有無を観察し，記載基準に沿って記録ができる					
②患者の状態に変化が生じた場合は，医師へ報告できるとともに，適切な処置が行える					
☐ 7. 入浴終了後の後片づけができる					
①患者の使用後の洗面用具から床へ水滴が落ちるなど，転倒の原因となる水滴がないか確認し，必要時除去できる					
②浴室の整理ができる					

5 部分浴（手浴・足浴） ☆

(　年　　月　　日)□

知識

項目／評価の視点	Check	Check	Check	Check	Check
□ 1. 手浴・足浴の目的が言える					
①皮膚表面に付着している垢や汗の成分，感染源となる物質を取り除き清潔にする					
②皮膚を刺激し，摩擦により血液循環を良好にし，筋肉や内臓の働きによい影響を与える					
③皮膚を刺激し，皮膚の抵抗力をつける					
④筋肉を適度に刺激することで，筋の萎縮を予防する					
⑤悪臭やかゆみを予防し，心身を爽快にする					
□ 2. 援助の留意点が言える					
①苦痛や疲労を与えないことが言える（安楽な体位・短時間・湯温）					
②保温とプライバシーの保護をすることが言える					

技術・態度

項目／評価の視点	Check	Check	Check	Check	Check
□ 3. 患者に説明ができる					
①目的・方法を話し，患者の協力の必要性を説明することができる					
②専門用語ではなく理解しやすい言葉で説明することができる					
［小児の場合］成長・発達に応じた言葉の理解度を考慮する					
［小児の場合］説明対象に家族も含める					
③患者の同意を得ることができる					
□ 4. 必要物品が準備できる					
①洗面器，②ピッチャー，③ビニール布，④バスタオル・タオル・おしぼり，⑤温度計，⑥石鹸，⑦爪切り					
［足浴の場合］足浴用洗面器・下用おしぼり					
□ 5. 環境を整えることができる					
①毛布・暖房などを活用し，室温の調整をすることができる（22〜26℃）					
②プライバシーの保護をすることができる					
③物品を使いやすい位置に配置することができる					

項 目／評 価 の 視 点	Check	Check	Check	Check	Check
☐ 6. 手浴・足浴ができる（ベッド上）					
①ケアの手順に沿って説明や声かけを十分に行うことができる					
②臥位患者の場合は寝衣が濡れないよう肘の上まで上げ，ビニール布を敷くことができる					
［足浴の場合］寝衣が濡れないよう膝の上まで上げ，膝を曲げてから足元にビニール布を敷くことができる（肢位が不安定な場合は枕を挿入し，安定を図る）					
③洗面器には1／2ほど湯を入れ（40℃位，循環器疾患のある場合は39〜40℃とやや低め），少量の湯をかけて湯加減を聞き，よければ手先（足浴の場合は踵）から静かにつけることができる					
④しばらく湯につけてから，片手・片足ずつ支えて洗うことができる（指間，爪の間，手・足背，足底を丁寧に）					
⑤新しい湯で石鹸分を洗い落としたら上肢（下肢）を支えて持ち上げ，洗面器を外してバスタオルの上に置き，すぐに水分を拭き取ることができる					
⑥実施中，患者の状態を観察できる					
※③〜⑤は10分以内で手早く行う					
☐ 7. 観察・記録ができる					
①患者の訴えを聴くことができる					
②皮膚の状態その他一般状態を観察し，記載基準に沿って記録できる					
☐ 8. 報告ができる					
①異常時，通常と変化が生じた場合の報告ができる					
☐ 9. 後片づけができる					
①病室の環境を整えることができる（カーテンを開ける・ベッドを整える）					
②使用物品の後片づけができる					
●汚水を処理し洗浄することができる					
●感染予防のために使用した器具を洗浄することができる					

5 清潔・衣生活援助技術

6　部分浴（陰部洗浄）　☆

(　　年　　月　　日)□

知識

項　目／評　価　の　視　点	Check	Check	Check	Check	Check
□ 1. 陰部洗浄の目的が言える					
①外陰部の清潔を保持して二次感染を予防し，爽快感を与える					
□ 2. 援助の留意点が言える					
①苦痛や疲労を与えないことが言える（安楽な体位・短時間・湯温）					
②保温とプライバシーの保護をすることが言える					

技術・態度

項　目／評　価　の　視　点	Check	Check	Check	Check	Check
□ 3. 患者に説明ができる					
①患者に目的・方法を説明し，協力を得ることができる					
②専門用語ではなく理解しやすい言葉で説明することができる					
③患者の同意を得ることができる 　　［小児の場合］成長・発達に応じた言葉の理解度を考慮する 　　［小児の場合］説明対象に家族も含める					
□ 4. 必要物品が準備できる					
①石鹸，②シャワーボトル，③処置用シーツ，④温度計，⑤バスタオル・タオル・下用おしぼり，⑥便器，⑦ゴム手袋					
□ 5. 環境を整えることができる					
①室温の調整をすることができる（22～26℃）					
②プライバシーの保護をすることができる					
③物品を使いやすい位置に配置することができる					
□ 6. 陰部洗浄ができる					
①ケアの手順に沿って説明や声かけを十分に行うことができる					
②腰の下にラバーシーツを敷き，便器を挿入することができる（不安定な場合は枕を工夫する）					
③シャワーボトルに湯を入れ（39～40℃とやや低め）少量の湯をかけて患者に湯加減を聞き，よければ静かに洗い流すことができる					

項目／評価の視点	Check	Check	Check	Check	Check
④皮膚・粘膜ともに傷つきやすい部分であり，刺激が強いので強くこすらず行うことができる					
⑤［女性の場合］尿路感染や性器への感染を防ぐため，尿道口の部分から肛門の方向へ向かって拭くことができる					
⑥２面の接している部分（陰唇，陰茎と陰嚢，肛門など）に汚れが残らないように，陰唇を開いたり包皮をずらしたりすることができる					
⑦新しい湯で石鹸分を洗い落とし，腰を支えて持ち上げ，便器を外してバスタオルの上ですぐに水分を拭き取ることができる					
⑧実施中，患者の状態を観察できる					
※③〜⑤は５分以内で手早く行う					
7. 観察・記録ができる					
①患者の訴えを聴くことができる					
②皮膚の状態その他一般状態を観察し，記載基準に沿って記録できる					
8. 報告ができる					
①異常時・通常と変化が生じた場合の報告ができる					
9. 後片づけができる					
①病室の環境を整えることができる（カーテンを開ける・ベッドを整える）					
②使用物品の後片づけができる					
●汚水を処理し洗浄することができる					
●感染予防のために使用した器具を洗浄することができる					

7　寝衣交換　☆

（　　年　　月　　日）□

知識

項　目／評　価　の　視　点	Check	Check	Check	Check	Check
☐ **1. 寝衣交換の目的が言える**					
①代謝によって生じた老廃物，分泌物などで汚れた寝衣を交換する					
②皮膚の異常や合併症を予防する					
③爽快感や健康感を得て活動意欲を高める・疾病への意識を和らげる・外観を美しく整えて心理的な満足感を得る					
④患者と看護師のコミュニケーションの場となる・患者の全身状態が観察できる					
☐ **2. 援助の留意点が言える**					
①苦痛や疲労を与えない・安楽な体位・短時間・保温とプライバシーの保護をする・肌の露出を避ける					
②ドレーン挿入やバルーンカテーテルを挿入している場合など，治療や処置の状況に応じた寝衣の選択について言える（材質，形，丈や長さなど）					
③リハビリやADLの自立度などを考慮し，回復過程に応じた寝衣の選択ができる（材質，形，丈や長さなど） ［小児の場合］ ●乳幼児は，柔らかくて軽く吸湿性のある寝衣を選ぶ ●生後1〜2ヶ月・冬季は大人より1枚多く着せる ●3〜4ヶ月は大人と同じとし，ハイハイや歩くようになれば大人より1枚少なめに着せる ［小児の場合］発達段階を把握し援助できる ●1歳：服を着るのに協力を必要とする ●1歳6ヶ月：手袋・帽子・靴下を引っ張って脱ごうとする ●2歳：服や靴を脱ごうとする ●3歳：一人で靴を履く，帽子をかぶる ●4歳：服の前と後ろを間違えなくなる，袖を正しく通す，服の前ボタンをかける，一人でパンツを履く ●4歳6ヶ月：一人で靴下を履く ●5歳：一人で全部脱げる ●6歳：ほとんど一人で更衣ができる					

技術・態度

項目／評価の視点	Check	Check	Check	Check	Check
☐ 3. 患者の状態に応じた援助ができる					
①患者の状態観察（必要時，バイタルサインの測定）ができる					
②患者の状態（重症度やADLなど）に合った寝衣交換の方法を選択できる					
☐ 4. 患者に説明ができる					
①専門用語でなく，理解しやすい言葉で説明できる ［小児の場合］成長・発達に応じた言葉の理解度を考慮する ［小児の場合］説明対象に家族も含める					
②患者の同意と協力を得ることができる					
☐ 5. 必要物品の準備ができる					
①清潔な寝衣（本人用），②タオルケット，③洗濯物入れ					
☐ 6. 環境を整えることができる					
①室温の調整（22〜26℃）をすることができる					
②プライバシーの保護をすることができる					
☐ 7. 手順に沿って援助ができる					
①臥床患者の寝衣交換では原則として健側から脱がせ，患側から着せることができる					
②点滴・ドレーン類などを引っ張ったり屈曲したりしないよう注意できる					
③寝衣のたるみがないようにしわを伸ばすことができる					
④患者の病状，安静度に合わせた方法で行うことができる					
⑤留意点を考えて行うことができる					
☐ 8. 観察・記録ができる					
①患者の訴えを聴くことができる					
②皮膚の状態および一般状態を観察し，記載基準に沿って記録できる					
☐ 9. 報告ができる					
①異常時・通常と変化が生じた場合の報告ができる					
☐ 10. 後片づけができる					
①病室の環境を整える・カーテンを開け，ベッドを整えることができる					
②使用物品の後片づけをすることができる（物品に適した取り扱い）					

5 清潔・衣生活援助技術

6 呼吸・循環を整える技術

1 酸素吸入法
2 吸引(気管内・口腔内・鼻腔内)
3 ネブライザー
4 体温調整
5 体位ドレナージ
6 人工呼吸器の管理

看護技術

1 酸素吸入法 ☆

(　年　月　日)□

知識

項目／評価の視点	Check	Check	Check	Check	Check
□ **1. 酸素吸入の目的が言える**					
酸素吸入の目的は，酸素を供給することにより肺胞内の酸素量を維持し，血液中の酸素含有量を保持すること					
□ **2. 酸素吸入の適応が言える**					
原則として動脈血酸素分圧（PaO_2）が70 mmHg以下の場合（出血，血圧下降，ショック，チアノーゼ，貧血，手術中，術後，麻酔覚醒時，昏睡状態，呼吸困難，一酸化炭素中毒時，急性心肺疾患） (1)肺および胸膜の炎症などによる呼吸障害，循環障害による呼吸不全 (2)貧血および体液喪失，呼吸中枢の異常による呼吸障害 (3)気道障害による酸素不足，麻酔後の呼吸抑制の予防					
□ **3. 酸素吸入使用時の留意点が言える**					
①無味・無臭・無色で空気より重く，引火しやすいので火気に近づけない（5m以内火気厳禁） ②酸素吸入中は，「喫煙」できないことが理解できる ③酸素ボンベ使用時は，必ず所定のボンベ架台を使用し，倒れないように注意する ［小児の場合］動脈管に由来する心臓疾患によっては禁忌の場合があるので注意					

技術・態度

項目／評価の視点	Check	Check	Check	Check	Check
□ **4. 患者に説明ができる**					
①目的・方法をわかりやすく説明できる ②専門用語ではなく，理解しやすい言葉で説明できる 　［小児の場合］成長・発達に応じた言葉の理解度を考慮する 　［小児の場合］説明対象に家族も含める ③患者の同意と協力を得ることができる					
□ **5. 必要物品の準備ができる**					
①［中央配管の場合］鼻腔カヌラ・酸素マスク・酸素カテーテル・酸素流量計・加湿瓶・蒸留水					

項目／評価の視点	Check	Check	Check	Check	Check
②［酸素ボンベの場合］鼻腔カヌラ・酸素マスク・酸素カテーテル・酸素流量計・加湿瓶・蒸留水（酸素4l／分以下は不要）・ニップルナット・ボンベ架台・スパナ					
☐ 6. 実施ができる					
①中央配管					
(1)中央配管，場所，周囲の整理					
(2)中央配管の「緑」部に流量計のアダプターを差し込む（ディスポーザブル加湿器使用時も同様）					
②酸素ボンベの定位置・酸素ボンベの残量のチェック					
③中央配管の場合は指定線まで蒸留水を入れる。ディスポーザブル加湿器の場合はそのまま使用する					
④酸素ボンベの場合，蒸留水は不要（酸素4l／分以下は不要）					
⑤蒸留水は使用方法に従って交換する（施設の基準に従って交換できる）					
⑥カヌラ・マスクの固定					
●カヌラ（一定の濃度を保つために固定後鼻呼吸の指導）					
●マスク（顔に合わせてテープなどで固定）［小児の場合］カヌラやマスクを嫌がる場合は，口元で蛇管を前胸部にテープで留めるか，蛇管を砂嚢で枕元に固定					
⑦酸素吸入中は，患者に「喫煙」できないことを説明できる					
☐ 7. 後片づけができる					
①空のボンベは定位置に横に倒して保管する					
②酸素ボンベの請求の仕方が行える（施設ごと）					
③カヌラ・マスク・チューブに関しては施設基準に準ずる					
④加湿瓶・流量計は消毒後病棟保管する					
☐ 8. 酸素使用中の観察ができる					
①指示どおりの流量を定期的に確認する					
●合併症⇒(1)CO_2ナルコーシス,(2)酸素性無呼吸／酸素による粘膜の刺激乾燥を避ける					
②患者の顔色・皮膚色・チアノーゼの有無の観察をする					
③呼吸状態					
④カヌラ・マスクの固定が確実にされているか確認する					
⑤固定による皮膚の損傷がないか定期的に確認する					

項 目 ／ 評 価 の 視 点	Check	Check	Check	Check	Check
☐ 9. 記録報告ができる					
①開始時刻・終了時刻，②流量，③濃度，④方法（カヌラ・マスク・ネブライザーなど）					
⑤記載基準に沿って記録できる					
⑥必要時に報告ができる					

2　吸引（気管内・口腔内・鼻腔内）　☆〜☆☆

（　　年　　月　　日）□

知識

	項目／評価の視点	Check	Check	Check	Check	Check
□	**1. 吸引の目的が言える**　☆					
	①口鼻腔および上気道・気管内の分泌物を除去し，気道を確保するとともに呼吸を安楽にする					
	②排痰を促して呼吸器疾患（窒息や嚥下性肺炎）の予防をする					
□	**2. 吸引施行時の留意点が言える**　☆					
	①粘膜損傷（出血）予防					
	・吸引を中止した状態でカテーテルを挿入，徐々に吸引圧を上げる，カテーテルをゆっくり回転させながら吸引					
	②1回の吸引時間は15秒以内⇒無気肺予防					
	③吸引前に滅菌水を通し，閉塞の有無を確認し吸引圧を調節					
	④カテーテル内の保清（吸引前後に水を通す必要性がある）					
	［小児の場合］年齢や体型に応じたカテーテルの長さを決定するためには，個々の鼻腔〜咽頭〜気管分岐部までの長さを基準とすることがわかる					

技術・態度

	項目／評価の視点	Check	Check	Check	Check	Check
□	**3. 患者へ吸引の必要性を説明できる**　☆					
	①目的・方法をわかりやすく説明できる（専門用語ではなく理解しやすい言葉を使う）					
	［小児の場合］成長・発達に応じた言葉の理解度を考慮する					
	［小児の場合］説明対象に家族も含める					
	②患者の同意と協力を得る					
□	**4. 必要物品の準備ができる**　☆					
	①吸引器，②吸引瓶，③シリコン延長チューブ，④手袋，⑤カテーテルの選択をする					
	・鼻腔・口腔⇒12〜14 Fr					
	・気管切開⇒10〜14 Fr／40 cm カテーテル　挿管時⇒50 cm カテーテル					

項目／評価の視点	Check	Check	Check	Check	Check
⑥［気管内吸引の場合］滅菌カテーテル・蓋なし万能つぼ・滅菌精製水・アルコール綿・滅菌鑷子					
⑦［口鼻腔吸引の場合］滅菌カテーテル・蓋なし万能つぼ・水道水・アルコール綿					
※ただし，必要物品は各施設の基準に準じる					
☐ 5. 口鼻腔からの吸引が実施できる　☆					
①吸引圧の確認（成人：30～40cmHg，乳児：20～30cmHg，幼児：25～30cmHg，学童：25～40cmHg）					
②手洗い，または速乾性摩擦式手指消毒剤で手指消毒し，手袋をはめる					
③吸引カテーテルを屈曲させ，口腔または鼻腔からゆっくり挿入する					
④吸引カテーテルの屈曲をゆるめ，カテーテルをゆっくり回転させながら吸引する					
⑤吸引終了後は水を吸引し，カテーテル内を洗浄する					
⑥吸引カテーテルの外側をアルコール綿で拭き，アルコール綿を搾るようにして吸引口からアルコール消毒液をカテーテル内腔に通す					
⑦カテーテルを袋に戻し，乾燥した状態で保管する					
※カテーテルの交換は各施設の基準に準じる　※方法は所属の基準に準じる					
☐ 6. 気管内チューブ（カヌラ）からの吸引が実施できる　☆～☆☆					
①手洗い後，鑷子を用いて吸引カテーテルを取り出し，吸引器のチューブと接続する					
②カテーテルをアルコール綿で拭き，滅菌精製水を通す					
③鑷子を用いて患者の気管内から吸引する					
④吸引時はチューブを左右に回転させながら吸引する 気管内吸引⇒20cmHg ［小児の場合］乳幼児：10～20 cmHg，学童：15～30 cmHg					
⑤吸引したカテーテルを根元からアルコール綿で拭き取る					
⑥使用した鑷子をアルコール綿で拭き取る					
⑦吸引カテーテルの中の分泌物を洗い流すように滅菌精製水を吸い上げる					
⑧再度アルコール綿でカテーテルを先端まで拭き取り，最後にアルコールを絞るようにしてアルコールを吸い上げる					
⑨万能つぼへ戻す					
●カテーテルの交換は各施設の基準に準じる					

項目／評価の視点	Check	Check	Check	Check	Check
☐ 7. 後片づけができる ☆					
①使用後の物品の消毒は各施設の基準に準じる					
☐ 8. 観察ができる ☆					
①分泌物の量・性状					
②一般状態，特に吸引前後での患者の呼吸状態の変化（呼吸音・回数など）					
［小児・呼吸状態や全身状態が悪い患者の場合］実施中に特に状態の変化を起こすことが多いので，モニターの観察を厳密に行い，2人で実施する					
☐ 9. 記録・報告ができる ☆					
①記載基準に沿って記録できる					
②必要時に報告ができる					

3　ネブライザー　☆

（　　年　　月　　日）□

知識

項目／評価の視点	Check	Check	Check	Check	Check
□ 1. ネブライザーの目的・種類が言える					
①目的 ●気道を加湿して絨毛運動を促進し，上気道感染を予防する ●気道内の分泌物を溶解して，痰の喀出を容易にする ●気道を拡張させ，分泌物の生成を抑制し，気道の閉塞を予防する					
②種類 (1)コンプレッサー型ネブライザー (2)超音波ネブライザー					
□ 2. 使用時の留意点が言える（使用する薬剤の作用・副作用）					
①塩酸ブロムヘキシン（ビソルボン）⇒気道粘膜溶解剤〔副作用：過敏症状〕 ②硫酸サルブタモール（ベネトリン）⇒気管支拡張剤〔副作用：重篤な血清カリウム値低下〕 ③クロモグリク酸ナトリウム（インタール）⇒アレルギー治療薬〔副作用：気管支痙攣〕 ④チロキサポール吸入剤（アレベール）⇒気管支拡張剤〔副作用：過敏症状〕 ⑤蒸留水⇒気道・気管支の加湿〔副作用：肺胞換気障害，気管支攣縮〕					
□ 3. 患者へ必要性を説明できる					
①目的・方法をわかりやすく理解しやすい言葉で行う 　［小児の場合］成長・発達に応じた言葉の理解度を考慮する 　［小児の場合］説明対象に家族も含める					
②患者の同意と協力を得る					

技術・態度

項目／評価の視点	Check	Check	Check	Check	Check
□ 4. 必要物品の準備ができる					
①薬剤や薬液の量に応じたネブライザーが準備できる ②ネブライザーの作動状況の確認ができる ③患者の状況に合わせて，ネブライザー用マスク・嘴管を準備できる					

項　目／評　価　の　視　点	Check	Check	Check	Check	Check
④指示の処方箋に照らし合わせて，5Rを確認できる					
● Right Drug ………正しい薬剤（薬剤名・薬剤の使用期限を確認できる）					
● Right Dose ………正しい量（用量を確認できる）					
● Right Route………正しい方法（与薬方法を確認できる）					
● Right Time ………正しい時間（与薬時間を確認できる）					
● Right Patient ……正しい患者（患者名をフルネームで確認できる）					
⑤患者名，薬剤名，用量を他の看護師と確認できる					
⑥1患者1トレイで準備できる					
☐ 5. 実施ができる					
①指定の薬剤量を清潔にネブライザーの加湿部に入れることができる					
●蒸気が適量噴霧されているか確認する					
●深呼吸の指導ができる					
●3〜4秒の大きな吸気で息を止める。口をすぼめてゆっくりとした呼気					
●安楽な体位（座位・半座位）を取る					
②去痰の援助ができる					
●スクイージング・咳嗽を促す・ネブライザー実施だけでなく日常生活の指導として水分を十分に摂る					
③噴霧量の調節ができる					
●確実に噴霧される					
●噴霧が多過ぎると患者に息苦しさや不快感を与える					
☐ 6. 施行中の患者の観察ができる					
①呼吸状態（呼吸音・呼吸パターン・呼吸数），②顔色・チアノーゼの有無，③痰の量・性状，④咳嗽の有無，⑤ネブライザーに使用する薬液の副作用の有無					
☐ 7. 使用後の器具の消毒および後片づけができる					
①感染予防のためマスクは共用しない					
②ジャバラなどの消毒方法は施設基準に準じる					
☐ 8. 器具の保守・点検ができる					
①超音波作用槽内の水は定期的に交換					
②噴霧の確認					

6　呼吸・循環を整える技術

4 体温調整 ☆

(年 月 日)□

知識

項目／評価の視点	Check	Check	Check	Check	Check
□ **1. 体温調整のメカニズムが言える**					
①体温調整が行われている部位がわかる（視床下部）					
□ **2. 体温の異常と正常が言える**					
①基準温度がわかる（37.0℃）					
②高体温と低体温の原因を述べることができる					
③高体温・低体温の症状					
［小児の場合］低体温が全身状態の悪化を招く場合があるため，クベースなどを使用する場合がある					
［小児の場合］体温の調整とともに，湿度の調整も循環動態に影響を与える					
□ **3. クベース管理について言える** ［小児の場合］					
①クベース管理の必要性がわかる					
(1)低出生体重児					
(2)保温・酸素投与，全身状態の観察が必要な子ども					
(3)感染症児（隔離も含む）					
(4)光線療法の適応児					
②清潔操作の方法がわかる					
③温度・湿度の調整についてわかる					
(1)温度：32℃，湿度：60%					
(2)設定を変更するときは，0.3℃ずつ，30分以上は時間を空けて行う					

技術・態度

項目／評価の視点	Check	Check	Check	Check	Check
□ **4. 患者に説明ができる**					
①患者に不安を与えないように，専門用語ではなくわかりやすい言葉を使用する					
□ **5. 患者の状態に応じた体温調整ができる**					
①高体温					
(1)掛け物の調整ができる					
(2)室温の調整ができる					
(3)着ているものの調整ができる（厚着↔薄着）					
(4)適切な部位に氷枕・氷嚢・氷頸が当てられる					

項目／評価の視点	Check	Check	Check	Check	Check
②低体温					
(1)掛け物の調整ができる（熱を保持するために厚着にする）					
(2)室温の調整ができる					
(3)温罨法として，湯たんぽ・カイロ・電気あんかなどを使える					
☐ 6. 観察ができる					
①患者個々に応じた観察ができる（発汗・震え・皮膚の紅潮・痙攣・めまいなど）					
☐ 7. 後片づけができる					
①体温調整に使用した物品の消毒などは各病院の基準に準じる					
☐ 8. 記録報告ができる					
①記載基準に沿って記録できる					
②必要時に報告ができる					

6 呼吸・循環を整える技術

5 体位ドレナージ ☆〜☆☆☆

(　年　　月　　日) □

知識

項　目　／　評　価　の　視　点	Check	Check	Check	Check	Check
□ 1. 体位ドレナージの目的が言える　☆					
①重力を利用して一つないし複数の肺区域から中枢気道へ分泌物を導くことである					
□ 2. 体位ドレナージの適応が言える　☆					
①分泌物の除去が困難な場合					
②粘稠な痰により無気肺の可能性がある場合					
③適応の疾患名がわかる（嚢胞性肺線維症，気管支拡張症，空洞性肺疾患などが適応）					
④気道内異物					
［小児の場合］年齢によっては体位ドレナージの適応でない場合もあるため，医師に確認する					
□ 3. 排痰法の留意点が言える　☆					
①血圧が高い場合，心不全がある場合は慎重に行う					
②血痰が出ている場合は控える					
③循環動態が不安定な場合や骨粗鬆症などの合併症に注意する					

技術・態度

項　目　／　評　価　の　視　点	Check	Check	Check	Check	Check
□ 4. 患者に説明ができる　☆					
①排痰の必要性，方法など，わかりやすい言葉で説明することができる					
②患者の同意と協力を得ることができる					
□ 5. 体位ドレナージができる　☆〜☆☆					
①気管支の解剖を理解し，排痰する区域気管支の位置が垂直に上方となるよう体位を調整することができる					
②実施前後に肺を聴診し，痰の貯留場所や程度を確認することができる					
③体位ドレナージをしながら胸や背中に振動を与えて排痰を促すことができる					
□ 6. スクイージングができる　☆☆〜☆☆☆					
①手のひら全体で患者の胸郭に密着させる					
②患者の呼吸を妨げないように呼吸運動を観察，確認したうえで行うことができる					

項目／評価の視点	Check	Check	Check	Check	Check
③患者が不快感，呼吸困難感を生じないよう圧迫の方向，強さ，タイミングに注意することができる ［小児の場合］スクイージングによって骨折をきたす場合もあるため，必ず医師に確認する					
☐ 7. 観察ができる ☆					
①一般状態の観察ができる（バイタルサインの観察）					
②排痰の状態・呼吸状態（呼吸音・呼吸パターン・呼吸数）・痰の性状などの観察ができる					
☐ 8. 記録・報告ができる ☆					
①記載基準に沿って記録できる					
②必要時に報告ができる					

6　人工呼吸器の管理　☆〜☆☆☆

（　年　月　日）□

知識

項目／評価の視点	Check	Check	Check	Check	Check
□ 1. 人工呼吸器装着の目的が言える　☆					
①救急蘇生の手段					
②酸素化障害の改善					
③換気障害の改善					
④呼吸困難の軽減（呼吸仕事量の軽減）					
⑤大手術後などの呼吸不全防止のための予防的人工呼吸					
□ 2. 人工呼吸器の作動様式（モード）にはどんな種類があるか言える　☆〜☆☆					
①調節換気（CMV）　※注1					
②同期式間歇的強制換気（SIMV）　※注2					
③プレッシャーサポート換気（PSV）　※注3					
④持続気道陽圧（CPAP）　※注4					
⑤用手的人工呼吸法（MAN）　※注5					
□ 3. 人工呼吸の開始基準（※注6）が言える　☆					
①酸素化が障害されているとき					
②換気が障害されているとき					
③努力呼吸で疲弊しそうなとき					
④呼吸抑制が強く予想されるとき					
□ 4. 人工呼吸器使用中に起こり得るトラブルが言える　☆〜☆☆					
①動力源のトラブル					
②機器本体のトラブル					
③呼吸回路のトラブル					
④酸素濃度のトラブル					
⑤加温加湿器のトラブル					
⑥電気による危険性					
⑦電磁波障害					
⑧誤使用（ヒューマンエラー）による危険性					
□ 5. 人工呼吸器装着時の合併症が言える　☆〜☆☆					
①人工気道によるもの					
●挿管チューブの閉塞による換気不全・喉頭浮腫・声門浮腫・気道粘膜の損傷					
②陽圧換気によるもの					
●圧外傷（間質性肺炎，気縦隔，皮下気腫，気胸）					
●無気肺・換気⇒血流比不均等分布・他臓器への影響（心拍出量の低下，血圧低下，腎血流量の低下，頭内圧亢進）					

項目／評価の視点	Check	Check	Check	Check	Check
③口腔内の自浄作用の低下と分泌物の垂れ込みによるもの					
●気管支炎・肺炎					
④高濃度酸素によるもの・酸素中毒（流涙，咳嗽，胸痛）					
☐ 6. 人工呼吸器装着中の観察のポイントが言える　☆〜☆☆					
【人工呼吸器の管理（機械本体の管理）】					
①始業点検項目とその方法が言える					
(1)人工呼吸器の外観点検					
(2)呼吸回路の組み立て					
(3)動力源の点検					
(ｱ)電気の供給については，電源コードや電源プラグの破損・亀裂などがないことを確認し，非常電源コンセントへの接続					
(ｲ)医療ガスの供給について，下記の3点の確認					
●ホースアセンブリ（耐圧管），アダプタプラグなどの破損・亀裂のないことを点検					
●ピン方式のピンの欠如がないことの点検					
●医療ガス配管設備の配管端末器（アウトレット）への確実な接続と，接続部からのリーク（漏れ）のないことの確認					
(4)異常な音や臭い，異常な発熱の有無の確認					
(5)加温加湿器の点検について，下記3点の確認					
●本体および温度プローブなど付属品の破損・亀裂のないことの確認					
●滅菌蒸留水が適量レベルまで入っていることの確認					
●加温加湿器の温度計がある場合は32〜34℃位，ない場合は加温加湿器に手を触れて温度（人肌程度）確認					
(6)呼吸回路のリークテスト					
(7)テストラングによる作動点検					
②使用中点検項目とその方法が言える					
(1)異常な音や臭い，異常な発熱の有無の確認					
(2)本体・回路などの破損・亀裂・ねじれ・ゆるみのないことの確認					
(3)ウォータートラップの位置を患者より低い位置で，カップが下向きになっていることの確認					
(4)換気が設定条件どおりに作動していることの確認					
(5)回路内圧・換気量・換気回数・酸素濃度に異常のないことの確認					

項目／評価の視点	Check	Check	Check	Check	Check
(6)呼吸回路内（蛇管・ウォータートラップなど）に水分の異常な貯留の確認，および貯留した水分を加温加湿器に戻さず，ウォータートラップや呼吸回路の接続部より適宜捨てること					
(7)加温加湿器（加湿チャンバー，ジャー）内の滅菌蒸留水の水位レベルおよび温度の異常を確認（上記①(5)参照）					
③使用後点検項目とその方法が言える					
(1)回路の亀裂の確認					
(2)本体の清掃					
(3)点検依頼					
【装着中の患者の観察】					
①一般状態，バイタルサインの観察・特に呼吸状態の観察（聴診で呼吸音の聴取・肺雑音，視診で胸郭の動き・呼吸回数・呼吸様式・カフ圧の測定）					
②全身状態の観察・酸素飽和度・動脈血ガス・栄養状態・胸部レントゲン写真（挿管チューブの位置・CTR・病変部）					
☐ 7. ウィーニング開始基準(※注7)が言える　☆					
① PaO₂ と PaCO₂ が改善し，人工呼吸の条件を軽減しても生体の恒常性が維持できると判断されたときであることがわかる					
☐ 8. 人工呼吸器装着中の留意点が言える　☆～☆☆					
①ファイティング発生時の対処（患者の自発呼吸と人工呼吸器の呼吸のリズムが合わない場合）					
●挿管チューブの位置や分泌物の除去とともに，鎮静の確認と人工呼吸器設定の確認が必要					
②バッキング発生時の対処（患者の自発呼吸と人工呼吸器のリズムが合わず，咳反射を誘発していること）					
●ファイティングと同様の観察が必要					
③挿管チューブの固定					
●挿入の深さが口角や鼻孔から何 cm かを油性ペンで印をつけ，記録する					
●テープ固定は患者の個別性を考えて使用する					
④カフの管理が適切である（個人差はあるが，15～20mmHg が適切である）					
［小児の場合］カフは使用しない場合が多い					
⑤人工呼吸器は保守点検が必要であることを知っている					
⑥適切なコミュニケーションの確立を図る					
⑦人工呼吸器動作チェック表があることを知っている					
⑧自己（事故）抜管時の対応がわかる					

技術・態度

項目／評価の視点	Check	Check	Check	Check	Check
☐ **9. 患者・家族へ呼吸器装着の説明ができる** ☆☆〜☆☆☆					
①目的・方法をわかりやすい言葉で説明する（専門用語ではなく理解しやすい言葉で）					
［小児の場合］成長・発達に応じた言葉の理解度を考慮する					
［小児の場合］説明対象に家族も含める					
②患者の同意と協力を得る（急変した場合を除く）					
☐ **10. 人工呼吸器の回路の準備ができる** ☆〜☆☆					
①始業点検項目に従い，確認できる					
(1)人工呼吸器の外観点検ができる					
(2)呼吸回路の組み立てができる					
(3)動力源の点検ができる					
(ｱ)電気の供給については、電源コードや電源プラグの破損・亀裂などがないことを確認し，非常電源コンセントへの接続ができる					
(ｲ)医療ガスの供給について，下記の3点の確認ができる					
●ホースアセンブリ（耐圧管），アダプタプラグなどの破損・亀裂のないことを点検できる					
●ピン方式のピンの欠如がないことを点検できる					
●医療ガス配管設備の配管端末器（アウトレット）への確実な接続と，接続部からのリークのないことを確認できる					
(4)異常な音や臭い，異常な発熱の有無の確認ができる					
(5)加温加湿器の点検について，下記の3点の確認ができる					
●本体および温度プローブなど付属品の破損・亀裂のないことを確認できる					
●滅菌蒸留水が適量レベルまで入っていることが確認できる					
●加温加湿器の温度計がある場合は32〜34℃位，ない場合は加温加湿器に手を触れて温度（人肌程度）を確認できる					
(6)呼吸回路のリークテストができる					
(7)テストラングによる作動点検ができる					
(8)医師が出した換気条件設定の確認ができる					
(9)アラームランプの点滅の確認ができる					

6 呼吸・循環を整える技術

項 目／評 価 の 視 点	Check	Check	Check	Check	Check
☐ **11. 人工呼吸器装着中の管理ができる** ☆☆～☆☆☆					
①合併症を起こさないケアができる					
(1)口腔ケア（経口挿管では開口したままでいるため唾液の分泌が抑制され，口腔内の乾燥が顕著となるため）					
(2)加温・加湿（吸入温度 32～34℃，絶対湿度 30～35mg／ℓ，相対湿度 95～100%）					
(3)吸引					
(4)体位ドレナージ					
(5)体位交換					
②カフの管理ができる					
(1)適正なカフ圧（15～20mmHg）（20～27cmH$_2$O）					
(2)患者の声漏れがないか，換気量・気道内圧低下の有無					
(3)定期的なカフ圧の測定					
③挿管チューブの管理ができる					
(1)挿管チューブの深さの確認（口角や鼻孔から何 cm の位置に固定しているか挿管チューブに油性ペンで印をつける）					
④アラームが作動したときの管理ができる					
(1)何のアラームか確認し，それに応じた対応ができる					
●気道内圧下限アラームが作動した場合（呼吸回路などからのリーク（漏れ）による気道内圧低下・呼吸回路に亀裂・破損）					
●気道内圧上限アラームが作動した場合（ファイティングの有無・バッキングの有無・呼吸回路のねじれや閉塞・呼気弁の異常）					
☐ **12. 人工呼吸器装着中のケアができる** ☆☆～☆☆☆					
①経時的に必要な項目を確認することができる					
(1)異常な音や臭い，異常な発熱の有無の確認ができる					
(2)本体・回路などの破損・亀裂・ねじれ・ゆるみのないことの確認ができる					
(3)ウォータートラップの位置が患者より低い位置で，カップが下向きになっていることの確認ができる					
(4)換気が設定条件どおりに作動していることの確認ができる					
(5)回路内圧・換気量・換気回数・酸素濃度に異常のないことの確認ができる					
(6)呼吸回路内（蛇管・ウォータートラップなど）に水分の異常な貯留の確認，および貯留した水分を加温加湿器に戻さず，ウォータートラップや呼吸回路の接続部より適宜捨てることができる					

項目／評価の視点	Check	Check	Check	Check	Check
(7)加温加湿器（加湿チャンバー，ジャー）内の滅菌蒸留水の水位レベルおよび温度の異常の確認ができる（前記10．①(5)参照）					
(8)人工呼吸器動作チェック表に基づいて定期的に作動状態の確認ができる（各病院のチェック表に基づき行う）					
②装着中の患者の観察ができる					
(1)一般状態，バイタルサインの観察・特に呼吸状態の観察（聴診で呼吸音の聴取・肺雑音，視診で胸郭の動き・呼吸回数・呼吸様式・カフ圧の測定・痰の性状・量）ができる					
(2)ファイティングの有無が確認できる（意識レベルの上昇・自発呼吸の出現）					
(3)バッキングの有無が確認できる（気道閉塞の有無・分泌物の貯留の有無・肺は硬いか・人工呼吸器回路に水滴の貯留はないか・カフエアが十分か）					
(4)疼痛・苦痛があるか確認できる					
☐ **13. 人工呼吸器装着中のケアができる　☆☆～☆☆☆**					
①身体的なケアができる					
(1)清潔操作で気管内吸引ができる　※詳細は「吸引（気管内・口腔内・鼻腔内）」の項（63ページ）参照					
(2)挿管チューブや呼吸器に配慮した体位変換ができる　※詳細は「体位変換」の項（33ページ）参照					
(3)肺理学療法ができる					
(4)清潔ケアができる					
②精神的なケアができる					
(1)患者の表情や視線を常に観察できる					
(2)患者の状況に応じた有効なコミュニケーション手段を見つけることができる					
(3)患者が示すわずかなサインを見逃さず，その意味する所を理解するように関わることができる					
(4)患者のサインを必ず言語でフィードバックすることができる					
(5)患者と対話するときは，患者の目の高さに合わせて行うことができる					
(6)患者の目を見て，手を握るなどのスキンシップを図りながらコミュニケーションを取ることができる					
(7)検査や処置などを行う前に，必ず説明し協力を得る関わりができる					
(8)支援的態度と理解を示す態度で接することができる					

項　目／評　価　の　視　点	Check	Check	Check	Check	Check
③ウィーニング時のケアができる					
(1)ウィーニング時の観察ができる					
● 呼吸（呼吸数・呼吸様式・一回換気量・分時換気量・動脈血液ガス・SpO₂）					
● 循環（心電図・血圧・心拍数・心拍出量・中心静脈圧・尿量他）					
● その他（意識レベル・呼吸困難感）					
(2)円滑なウィーニングのために，患者の不安感軽減と人工呼吸器離脱への意欲をもてるような関わりができる					
☐ **14. 後片づけができる　☆**					
①使用後点検について，以下の4点ができる					
● 回路の亀裂の確認					
● 本体の清掃					
● 使用後の物品の消毒ができる（各病院の基準に準じる）					
● 使用後は，臨床工学技師による保守点検に出すことができる					
☐ **15. 記録・報告ができる　☆**					
①記載基準に沿って記録できる					
②必要時に報告ができる					

注1
調節換気（CMV：Controlled Mechanical Ventilation）；あらかじめ設定した間隔で人工呼吸器がガスを送気する

注2
同期式間歇的強制換気（SIMV：Synchronized Intermittent Mandatory Ventilation）；患者の吸気に同調して強制換気を行う

注3
プレッシャーサポート換気（PSV：Pressure Support Ventilation）；患者の自発呼吸を一定の気道内圧の付加によって補助し，人工呼吸器に負荷される吸気仕事量を軽減する

注4
持続的気道陽圧（CPAP：Continuous Positive Airway Pressure）；自発呼吸で持続的に気道内圧を陽圧に保つ呼吸法で，自発呼吸と機械的陽圧換気との中間の換気法である

注5
用手的人工呼吸法（MAR：Manual Artificial Respiration）；救急処置として器械に頼らずに行う呼吸法である

注6
人工呼吸の開始基準

①酸素化が障害されているとき	・PaO_2 60〜70mmHg 以下で，酸素吸入でも改善せず悪化傾向 ・チアノーゼが観察され，酸素吸入でも改善しないとき ・パルスオキシメーターで酸素飽和度が90〜95%以下で，酸素吸入でも改善せず悪化傾向
②換気が障害されているとき	・$PaCO_2$ 50〜60mmHg以上で，なお上昇傾向があるとき（ただし，慢性呼吸不全では$PaCO_2$が平常値よりも20mmHg以上高く，なお上昇傾向があるとき，神経症状が高$PaCO_2$の疑いがあるとき）
③努力呼吸で疲弊しそうなとき	・呼吸数が30回／分以上でなお増加傾向があるとき，または呼吸数が10回／分以下でなお減少傾向があるとき ・肋間陥没，シーソー呼吸などの努力呼吸が強く，増悪傾向があるとき
④呼吸抑制が強く予想されるとき	・大量の鎮静薬，鎮痛薬，低体温，大手術後など

岡元和文他『医学のあゆみ』107, pp.109-118, 1978.

注7
ウィーニング開始基準（目安）

①酸素化能の指標	・PaO_2 ＞ 70mmHg （F_IO_2＝ 0.4） ・A-aDO_2 ＜ 300〜350mmHg
②換気能力の指標	・呼吸数 ＜ 35／分 ・$PaCO_2$ ＜ 50mmHg
③呼吸予備力の指標	・肺活量 ＞ 10ml／Kg ・最大吸気力 ＜ − 20cmH_2O ・安静時分時換気量 ＜ 10l／分
④その他の条件	循環状態の安定化 意識レベルの改善 疼痛の解消 感染症の治癒 体液バランスの是正 酸塩基平衡異常の是正

沼田克雄監修『人工呼吸療法改訂第3版−各種人工呼吸器の使用法と患者管理の実際−』秀潤社, p284, 2001.

7 創傷管理技術

1 創傷処置
2 褥瘡の予防・処置

看護技術

1　創傷処置　☆

（　　年　　月　　日）□

知識

項　目／評　価　の　視　点	Check	Check	Check	Check	Check
□ 1. 創傷の治癒過程が言える					
①皮膚の構造・機能について説明できる					
②皮膚の再生と修復について説明できる					
(1)炎症反応として，浸出液が創傷部位を覆う					
(2)止血し，上皮化が始まる					
(3)肉芽が形成され，結合組織となる					
(4)瘢痕化する					
③治癒に影響を与える因子が説明できる					
● 上皮化や肉芽形成の阻害（感染，血流不全，機械的刺激，乾燥）					
● 組織再生の影響因子（栄養状態，低たんぱく血症，白血球の減少など）					
④消毒の意味について説明できる（原則として消毒は必要ない）					
□ 2. 援助の留意点が言える					
①止血，創の洗浄，固定などの創部処置の方法が理解できる					
②創傷に伴う疼痛の緩和，創部と全身の安静，全身状態の観察，出血状況の観察などがわかる					
③皮膚の清潔の必要性が説明できる					

技術・態度

項　目／評　価　の　視　点	Check	Check	Check	Check	Check
□ 3. 患者に説明できる					
①目的・方法・患者の協力方法を説明できる					
②専門用語でなく理解しやすい言葉で説明できる					
③患者の同意を得ることができる					
□ 4. 必要物品の準備ができる					
①止血，創の洗浄，消毒，固定などの必要な処置の準備ができる					
□ 5. 環境を整えることができる					
①毛布・暖房・窓・ドアなどを活用し，室温の調整ができる（22〜26℃）					
②プライバシーの保護をすることができる（過度の露出を避ける）					

項目／評価の視点	Check	Check	Check	Check	Check
☐ 6. 創傷処置ができる					
①苦痛や疲労を与えないように配慮しながら処置を行える					
②清潔操作ができる					
③感染が予防できる					
④創傷の状態により，創傷被覆材を選択できる					
● 実際は医師の許可が必要なため，医師と相談しながら決定する					
⑤病院独自の創傷ケア記録・手順書などツールに沿った記録ができる					
☐ 7. 観察・記録・報告ができる					
①創の状態を観察する（出血の状態，感染の有無，疼痛の程度，肉芽組織の状態）					
②分泌物の観察をする					
③創の状況を記録する					
④異常のある場合は報告できる					
☐ 8. 後片づけができる					
①処置の物品の後片づけができる					

2 褥瘡の予防・処置 ☆

(　年　　月　　日)□

知識

項目／評価の視点	Check	Check	Check	Check	Check
□ 1. 褥瘡の発生要因が言える					
①褥瘡の発生過程が説明できる					
②後発部位が列挙できる(仙骨部・肩甲部・大転子部・腸骨稜部・外果部など)					
③褥瘡を生じやすい要因がわかる(低栄養・加齢・摩擦・ずれ・失禁・やせなど)					
④身体の活動性,可動性を制限する状態を説明できる					
□ 2. 褥瘡の予防策が言える					
①診療報酬上の「褥瘡患者管理加算」「褥瘡対策に関する診療計画書」の必要性が言える					
②スケールを用いて褥瘡発生の予測を説明できる・ブレーデンスケールなど各施設で使用している褥瘡スケールの説明ができる					
③皮膚の観察ポイントが述べられる					
④病院にある体圧分散寝具の種類が言える					
⑤体圧分散寝具の使用基準が言える					
⑥体位変換のルールを説明できる					
⑦褥瘡を発生しやすいデータ値について説明できる					
⑧摩擦・ずれについて説明できる					

技術・態度

項目／評価の視点	Check	Check	Check	Check	Check
□ 3. 患者に説明ができる					
①目的・方法・部位・体位・患者の協力方法を説明する					
②専門用語でなく理解しやすい言葉で説明する					
③患者の同意を得る					
□ 4. 褥瘡予防ができる					
①変形・拘縮が予防できる					
②体圧分散寝具が使用できる					
③クッションなどで姿勢保持できる					
④体位変換できる					
⑤皮膚の清潔ができる					
□ 5. 観察・処置・記録ができる					
①患者のデータ,血清アルブミン(Alb),C反応性たんぱく(CRP),体重などから状態をアセスメントできる					

項目／評価の視点	Check	Check	Check	Check	Check
②褥瘡深達度（色の分類など）に基づいた皮膚の状態が言える					
③皮膚の洗浄ができる（石鹸洗浄）					
④褥瘡の状態により適切な処置を，医師や認定看護師などと相談しながら，選択できる					
※褥瘡重症度分類用 DESIIGN-P 　深さ（Depth），浸出液（Exudate），大きさ（Size），炎症／感染（Inflammation/Infection），肉芽形成（Granulation），壊死組織（Necrotic tissue），ポケットがある場合は（-P）					
⑤必要に応じた創傷被覆剤・軟膏を，医師や認定看護師などと相談しながら，選択できる					
☐ **6. 後片づけができる**					
①汚水処理をし，洗浄をすることができる					
②感染症のある場合は手順に沿い，汚物の処理を行うことができる					

※褥瘡重症度分類用 DESIIGN-P は，日本褥瘡学会が提唱する評価法

8 与薬の技術

1 経口薬の与薬
2 外用薬の与薬
3 直腸内の与薬
4 皮下注射・筋肉内注射
5 皮内注射
6 静脈内注射（直接刺入法）
7 末梢点滴静脈内注射
8 末梢点滴静脈内注射（側管注法）
9 中心静脈内注射の準備・介助・管理
10 輸液ポンプ・シリンジポンプの
   準備と管理
11 輸血の準備,輸血中・後の観察
12 インスリン製剤の
   種類・用法・副作用の観察
13 麻薬の主作用・副作用の観察
14 薬剤等の管理
   （毒薬・劇薬・麻薬・向精神薬）

看護技術

1 経口薬の与薬 ☆

(　年　　月　　日) □

知識

項 目／評 価 の 視 点	Check	Check	Check	Check	Check
□ **1. 経口与薬の特徴が言える**					
①最も簡単かつ体内への取り入れが自然な方法であることが言える					
②飲み込む方法と，口腔内の粘膜に作用させ吸収させる口腔内与薬法があることが言える					
③製剤の特徴により，薬剤効果は速効型と徐放型があることが言える					
④意識障害・嚥下障害のある患者には禁止であることが言える					
⑤乳幼児・重症患者には介助が必要であることが言える					
□ **2. 留意点が言える**					
①薬物は基本的に水で服用することが言える					
●ただし，牛乳や果汁に混ぜて服用する場合もあるが，薬剤により吸収を低下させるものもあることを確認しておく					
②薬物は味覚をあまり感じない舌の中央または奥のほうに入れることが言える					
③剤形（散剤・錠剤・丸剤・カプセル剤・液剤）などは，それが溶解し吸収しやすいため，可能な限りそのまま服用することが言える					
④舌下錠の場合は，錠剤を舌下に置き，溶けるまでそのままにして飲み込まないようにすることが言える					
⑤刺激が強く服用しにくい場合は，オブラートを使用するなど工夫をすることが言える ［小児の場合］乳幼児は作用にさしつかえなければ食前の空腹時に内服するほうが食事を嘔吐したりせずよい場合もある ［小児の場合］錠剤やカプセルでは大きくて服用できない場合，錠剤をスプーンでつぶしたり，カプセルから出して分割してオブラートに包んだりしてもよい。液剤はスポイトを使用する					
□ **3. 服用時期が言える**					
①薬物の服用時期は，薬物が消化管を通過するので食事の時間との関連で決められることが多いことが言える（食前薬・食後薬・食間薬・時間毎薬・就寝時薬・頓服薬）					

技術・態度

項目／評価の視点	Check	Check	Check	Check	Check
☐ 4. 必要物品の準備ができる					
①指示表, ②処方箋, ③薬札, ④内服薬, ⑤与薬トレイ（1患者1トレイで準備），⑥薬杯または患者用コップ，⑦水または微温湯，⑧必要時，小児や高齢者の場合は，吸い飲み，オブラート，スポイト					
☐ 5. 準備時の確認ができる					
①手指衛生ができる					
②指示表，処方箋，薬札に照らし合わせて5Rを確認できる					
(1) Right Drug ………正しい薬剤（薬剤名を確認できる）					
(2) Right Dose ………正しい量（用量を確認できる）					
(3) Right Route………正しい方法（与薬方法を確認できる）					
(4) Right Time ………正しい時間（与薬時間を確認できる）					
(5) Right Patient ……正しい患者（患者名をフルネームで確認できる）					
③薬剤を準備するときは，声に出して3回確認することができる					
(1) 1回目：薬袋を取り出すとき					
(2) 2回目：薬袋から1回分の薬を手に持ったとき					
(3) 3回目：薬袋を定位置に戻すとき					
☐ 6. 患者に説明と確認ができる					
①与薬の目的，服用時間，方法，体位を説明できる					
②薬物の種類，作用，副作用を説明できる					
③注意すること，協力してほしいことを説明できる					
④患者が理解しやすい言葉で説明できる					
⑤患者の不安や緊張した気持ちを十分受け止める					
⑥患者に自分の名前を名乗ってもらい確認ができる					
⑦患者のネームバンドで確認できる ［小児の場合］成長・発達に応じた言葉の理解度を考慮する ［小児の場合］説明対象に家族も含める					

項目／評価の視点	Check	Check	Check	Check	Check
☐ 7. 経口与薬の援助ができる					
①患者の準備ができる					
●患者自身のアレルギーや家族のアレルギーなど異常反応の既往歴はないか確認する					
●食事摂取の有無，吐き気の有無などを確認する					
●患者の体位を整える（体位はできれば座位または半座位が望ましい）					
②手指衛生ができる					
③薬剤の入っている薬包紙を服用しやすい形に整えることができる					
④患者に口を開かせ（舌の中央部または奥のほうに）薬剤をのせることができる					
⑤水（または微温湯）を口に含ませ，水とともに薬を飲み込むように促すことができる					
⑥患者が薬剤を服用し終えたことを確認できる					
☐ 8. 観察ができる					
①服用後，薬の作用・副作用その他の患者に状態変化の有無を観察できる					
☐ 9. 後片づけができる					
①内服した薬の外包装を破棄し，薬札，与薬トレイを定位置に戻すことができる					
☐ 10. 記録・報告ができる					
①必要時に報告するとともに，記載基準に沿って記録できる					

【参考】小児に対する薬の飲ませ方の工夫

① 甘味料または香料を加える（砂糖・はちみつ*・水あめ・シロップ・チョコレート・ココア・ハッカ・バニラなど）
② 服用後，好きな飲食物あるいは甘味料を与える
③ 服用後，少量の食塩を与える（口中の苦みを早急に減少させるため）
④ 冷菓**と一緒に服用させる（味覚を鈍麻させるため）
⑤ オブラートに包む
⑥ 少量の微温湯で溶かし，スプーンやスポイトで少量ずつ，なるべく口の奥に流し込む
⑦ 少量の微温湯で練ってペースト状にし，口腔内に塗布する
⑧ 少量の水などで練って凍らせ，シャーベット状にする
⑨ 他の食品と混ぜる（フルーツ・ヨーグルト・牛乳***・プリン・ジャム・きな粉・アルカリ飲料・ゼリー・シュークリーム・ムース・バナナ・ピーナッツバターなど）
注）＊……1歳未満の乳児には与えない
　＊＊……身体を冷やすので，咳を誘発するおそれがある
　＊＊＊……授乳期はミルクを飲まなくなったりするので避ける

上記①〜⑦：厚生省小児医療共同研究「小児に対する効果的な薬物療法の指針策定に関する研究班」平成元年度報告，1990.
上記⑧：長田皇紀夫他：小児科臨床 45：663，1992.

2　外用薬の与薬　☆

（　　年　　月　　日）□

知識

項目／評価の視点	Check	Check	Check	Check	Check
□ 1. 外用薬の与薬の特徴が言える					
①全身および局所への薬効を期待して皮膚に薬剤を直接塗布して吸収させる方法である					

技術・態度

項目／評価の視点	Check	Check	Check	Check	Check
□ 2. 必要物品の準備ができる					
①指示表・処方箋，②外用薬（軟膏，クリーム，ゼリーなど），③与薬トレイ（1患者1トレイ），④ガーゼまたはティッシュペーパー，⑤手袋，⑥必要時，清拭用具一式，膿盆					
□ 3. 準備時の確認ができる					
①指示表，処方箋に照らし合わせて5Rを確認できる					
(1) Right Drug ………正しい薬剤（薬剤名を確認できる）					
(2) Right Dose ………正しい量（用量を確認できる）					
(3) Right Route………正しい方法（与薬方法を確認できる）					
(4) Right Time ………正しい時間（与薬時間を確認できる）					
(5) Right Patient ……正しい患者（患者名をフルネームで確認できる）					
②薬剤を準備するときは，声に出して3回確認することができる					
(1) 1回目：薬を取り出すとき					
(2) 2回目：1回分の薬を手に持ったとき					
(3) 3回目：薬を定位置に戻すとき					
③手指衛生ができる					
□ 4. 患者に説明と確認ができる					
①与薬の目的，方法，体位を説明できる					
②薬物の種類，作用，副作用を説明できる					
③注意すること，協力してほしいことを説明できる					
④患者が理解しやすい言葉で説明できる					
⑤患者の不安や緊張した気持ちを十分受け止める					
⑥患者に自分の名前を名乗ってもらい確認ができる					

項目／評価の視点	Check	Check	Check	Check	Check
⑦患者のネームバンドで確認できる					
［小児の場合］成長・発達に応じた言葉の理解度を考慮する					
［小児の場合］説明対象に家族も含める					
☐ **5. 外用薬の与薬の援助ができる**					
①患者の準備ができる					
● 患者自身のアレルギーや家族のアレルギーなど異常反応の既往歴はないか確認する					
● 患者の体位を整える					
● 塗布部位を露出する。必要時カーテンを閉めるなど，プライバシー保護に努める					
● 塗布部位を清拭し，乾燥させる（入浴後に塗布するほうが効果的である）					
②手指衛生ができる					
③薬剤を塗布できる					
● 原則として素手で行うが，感染部位には手袋を着用する					
● 薬剤を指腹で円を描くように擦り込む					
☐ **6. 観察ができる**					
①薬剤塗布後，皮膚の状態を観察できる					
● 塗布前の皮膚の状態変化（かゆみ・発赤・腫脹など）の有無を観察できる					
☐ **7. 後片づけができる**					
①塗布した外用薬，与薬トレイを定位置に戻すことができる					
☐ **8. 記録・報告ができる**					
①必要時に報告するとともに，記載基準に沿って記録できる					

3 直腸内の与薬 ☆

(年　月　日)□

知識

項　目／評　価　の　視　点	Check	Check	Check	Check	Check
□ 1. 直腸内与薬の特徴が言える					
①直腸粘膜に直接作用させることによって，局所および全身に薬効を期待できることが言える					
□ 2. 留意点が言える					
①排便によって薬効に変動をきたしやすいことが言える					
②坐薬は体温で溶けるように製剤されているので，冷蔵庫で保管し手で直接持たないことが言える					

技術・態度

項　目／評　価　の　視　点	Check	Check	Check	Check	Check
□ 3. 必要物品の準備ができる					
①指示表・処方箋，②坐薬，③与薬トレイ（1患者1トレイ），④ガーゼまたはティッシュペーパー，⑤潤滑油（ワセリン・オリーブ油），⑥手袋，⑦必要時，膿盆					
□ 4. 準備時の確認ができる					
①指示表，処方箋に照らし合わせて5Rを確認できる					
(1) Right Drug ………正しい薬剤（薬剤名を確認できる）					
(2) Right Dose ………正しい量（用量を確認できる）					
(3) Right Route………正しい方法（与薬方法を確認できる）					
(4) Right Time ………正しい時間（与薬時間を確認できる）					
(5) Right Patient ……正しい患者（患者名をフルネームで確認できる）					
②薬剤を準備するときは，声に出して3回確認することができる					
(1) 1回目：薬を取り出すとき					
(2) 2回目：1回分の薬を手に持ったとき					
(3) 3回目：薬を定位置に戻すとき					
③手指衛生ができる					
□ 5. 患者に説明ができる					
①与薬の目的，方法，体位を説明できる					
②薬物の種類，作用，副作用を説明できる					
③注意すること，協力してほしいことを説明できる					
④患者が理解しやすい言葉で説明できる					

項目／評価の視点	Check	Check	Check	Check	Check
⑤患者の不安や緊張した気持ちを十分受け止めることができる					
⑥患者に自分の名前を名乗ってもらい確認ができる					
⑦患者のネームバンドで確認できる					
［小児の場合］成長・発達に応じた言葉の理解度を考慮する					
［小児の場合］説明対象に家族も含める					
☐ 6. 直腸内与薬の援助ができる					
①患者の準備ができる					
●患者自身のアレルギーや家族のアレルギーなど異常反応の既往歴はないか確認する					
●患者の体位を整える 体位は側臥位または仰臥位とし，患者に口呼吸を促すと腹部の緊張がとれ挿入しやすくなる					
●肛門部を露出する。必要時カーテンを閉めるなどプライバシー保護に努める					
②坐薬を挿入できる					
●坐薬をガーゼの上から持ち，挿入する側に潤滑油を塗布する					
●左手で肛門を開き，右手で坐薬を静かにできるだけ深く挿入する（3 cm以上挿入する）					
●しばらく（1〜2分）肛門部を押さえる					
●坐薬が完全に挿入されたことを確認した後，ガーゼを外す					
☐ 7. 観察ができる					
①坐薬挿入後，薬の作用・副作用その他の患者の状態変化の有無を観察できる					
●塗布前の皮膚の状態（かゆみ・発赤・腫脹など）の変化を観察できる					
☐ 8. 後片づけができる					
①挿入した坐薬の外包装を破棄し，与薬トレイを定位置に戻すことができる					
☐ 9. 記録・報告ができる					
①必要時に報告するとともに，記載基準に沿って記録できる					
②手指衛生ができる					

8 与薬の技術

4　皮下注射・筋肉内注射　☆

（　　年　　月　　日）□

知識

項目／評価の視点	Check	Check	Check	Check	Check
☐ 1. 皮下注射・筋肉内注射の特徴が言える					
①皮下注射の場合					
●皮下組織内に一定量の薬液を注入することにより，経口与薬よりも早急かつ確実な薬効を得られる					
●静脈注射のような速やかな作用発現はないが，薬剤効果に持続性が高い					
②筋肉内注射の場合					
●筋肉層に薬液を注入することにより，皮下注射よりも速い薬効を得られる					
●皮下組織や静脈内への投与が不適当な薬剤（油性剤）を体内に取り入れる手段とし，持続的効果が期待できる					
☐ 2. 注射部位が言える					
①皮下注射の場合（皮下脂肪が発達し，神経，血管が少なく皮膚表面の近い所で骨のない部位）					
(1)肩峰約3横指下のやや前面					
(2)大腿四頭筋外側広筋の中央部					
(3)上腕後側正中線下3分の1の部位					
②筋肉内注射の場合（筋肉が厚く，大きな血管や神経の少ない部位。皮下注射の部位に準じる）					
(1)三角筋部（肩峰約3横指下のやや前面）					
(2)大腿四頭筋外側広筋の中央部 ［小児の場合］大腿四頭筋拘縮予防のため乳幼児は避ける					
(3)臀部の中臀筋					
●クラークの部位（上前腸骨棘と上後腸骨棘を結ぶ線の腹側3等分点）					
●ホッホシュテッターの部位（前方臀部注射部位）					
●4分3分による方法（後方臀部注射部位）					

技術・態度

	項目／評価の視点	Check	Check	Check	Check	Check
☐	**3. 必要物品の準備ができる**					
	①指示表（注射処方箋），②注射薬，③注射器と注射針（注射器は1～5 mL，注射針は22～25 Gを使用する。ただし，筋肉内注射で油性の場合は，21 G針を使用する），④与薬トレイ（1患者1トレイで準備），⑤アルコール綿，⑥膿盆・携帯式針捨てボックス，⑦必要時，手袋					
☐	**4. 準備時の確認ができる**					
	①注射処方箋に照らし合わせて，5Rを確認できる					
	(1) Right Drug ………正しい薬剤（薬剤名・薬剤の使用期限を確認できる）					
	(2) Right Dose ………正しい量（用量を確認できる）					
	(3) Right Route………正しい方法（与薬方法を確認できる）					
	(4) Right Time ………正しい時間（与薬時間を確認できる）					
	(5) Right Patient ……正しい患者（患者名をフルネームで確認できる）					
☐	**5. 注射の準備ができる**					
	①手指衛生ができる					
	②注射器，注射針を無菌操作で取り出し，接続できる					
	③アンプルを清潔かつ安全にカットできる					
	● アルコール綿でアンプルのカット部分を消毒できる（ポリアンプの場合は，カット面をアルコール綿で消毒できる）					
	● イージーカットのアンプルはセーフティ面を前にできる					
	● 手を切らないようにアンプルをカットできる					
	④アンプル内の薬液を清潔・正確に注射器に吸うことができる					
	● 注射器・注射針・薬剤の無菌操作					
	● 正確な薬液量（粉末の溶解やインスリンの単位に注意する）					
☐	**6. 患者に説明と確認ができる**					
	①注射の目的，方法，部位，体位を説明できる					
	②薬物の種類，作用，副作用を説明できる					
	③注意すること，協力してほしいことを説明できる					
	④患者が理解しやすい言葉で説明できる					
	⑤患者の不安や緊張した気持ちを十分受け止めることができる					

8 与薬の技術

項 目 ／ 評 価 の 視 点	Check	Check	Check	Check	Check
⑥患者に自分の名前を名乗ってもらい確認ができる					
⑦患者のネームバンドで確認できる					
［小児の場合］成長・発達に応じた言葉の理解度を考慮する					
［小児の場合］説明対象に家族も含める					
☐ **7. 皮下注射・筋肉内注射ができる**					
①患者の準備ができる					
●患者自身のアレルギーや家族のアレルギーなど異常反応の既往歴はないか確認する					
●患者の体位を整える					
●注射部位を露出する。必要時カーテンをするなどプライバシーの保護に努める					
②手指衛生ができる					
③注射部位を中心として約5cmの渦巻き状にアルコール綿で消毒できる					
●同じアルコール綿で2度拭きしない					
●消毒後は，消毒部位を触らないようにし揮発を待つ					
④注射部位の皮膚をしっかりつまみ上げ，針基から1/3を残して刺入できる。筋肉内注射は皮下注射よりも深く刺入する					
［皮下注射の場合］針を10～30度の角度で速やかに刺入する					
［筋肉内注射の場合］針を45～90度の角度で刺入する					
●ただし，患者の体格によって針の角度，刺入の長さを考慮する					
⑤患者に手先のしびれ感や，強い痛みがないか聞き神経の損傷がないことを確認できる					
⑥内筒を引き，血液の逆流がないか確認できる					
⑦薬液をゆっくり注入できる					
⑧刺入角度を変えずに，注射部位にアルコール綿を当て，素早く針を抜くことができる					
●組織の損傷を防ぐために刺入時と同じ角度で抜く					
⑨注射部位にアルコール綿を当て，よくマッサージをする					
●ただし，薬剤によって薬効持続を期待した注射の場合はマッサージをしない					
⑩リキャップせず破棄容器に入れることができる					
●針を自分の指や患者に刺さないように注意する					
⑪患者の寝衣を整え，安楽な状態にできる					
［小児の場合］ねぎらいの言葉をかけたり，ほめたりすることができる					

項目／評価の視点	Check	Check	Check	Check	Check
☐ 8. 観察ができる					
①患者の全身状態，注射部位を観察できる					
☐ 9. 後片づけができる					
①注射器，注射針，汚染した物品は携帯式針捨てボックスに捨て，与薬トレイを定位置に戻すことができる					
☐ 10. 記録・報告ができる					
①必要時に報告するとともに，記載基準に沿って記録できる					

5　皮内注射　☆～☆☆

（　　年　　月　　日）□

知識

項目／評価の視点	Check	Check	Check	Check	Check
□ 1. 皮内注射の特徴が言える　☆					
①皮内に薬液を注入することにより，薬剤過敏症のアレルゲンテストやツベルクリン反応など，疾病の診断，薬剤に対する反応検査をする					
□ 2. 注射部位が言える　☆					
①通常は前腕内側である（皮膚の色が白く，反応が見やすい所。圧迫・接触の少ない所）					

技術・態度

項目／評価の視点	Check	Check	Check	Check	Check
□ 3. 必要物品の準備ができる　☆					
①指示表（注射処方箋），②注射薬，③注射器と注射針（注射器は1 ml，注射針は26～27 G針），④与薬トレイ（1患者1トレイで準備），⑤アルコール綿，⑥膿盆・携帯式針捨てボックス，⑦必要時，手袋					
□ 4. 準備時の確認ができる　☆					
①注射処方箋に照らし合わせて5Rを確認できる					
(1) Right Drug ………正しい薬剤（薬剤名・薬剤の使用期限を確認できる）					
(2) Right Dose ………正しい量（用量を確認できる）					
(3) Right Route………正しい方法（与薬方法を確認できる）					
(4) Right Time ………正しい時間（与薬時間を確認できる）					
(5) Right Patient ……正しい患者（患者名をフルネームで確認できる）					
□ 5. 注射の準備ができる　☆					
①手指衛生ができる					
②注射器，注射針を無菌操作で取り出し接続できる					
③アンプルを清潔かつ安全にカットできる					
・アルコール綿でアンプルのカット部分を消毒する（ポリアンプの場合は，カット面をアルコール綿で消毒する）					
・イージーカットのアンプルはセーフティ面を前にする					
・手を切らないようにアンプルをカットする					

項目／評価の視点	Check	Check	Check	Check	Check
④アンプル内の薬液を清潔，正確に注射器に吸うことができる					
●注射器・注射針・薬剤の無菌操作					
●正確な薬液量					
6. 患者に説明と確認ができる ☆					
①注射の目的，方法，部位，体位を説明できる					
②薬物の種類，作用，副作用を説明できる					
③注意すること，協力してほしいことを説明できる					
④患者が理解しやすい言葉で説明できる					
⑤患者の不安や緊張した気持ちを十分受け止めることができる					
⑥患者に自分の名前を名乗ってもらい確認ができる					
⑦患者のネームバンドで確認できる					
［小児の場合］成長・発達に応じた言葉の理解度を考慮する					
［小児の場合］説明対象に家族も含める					
7. 皮内注射ができる ☆〜☆☆					
①患者の準備ができる					
●患者の体位を整える					
●注射部位（前腕内側）を露出する					
●必要時カーテンを閉めるなど，プライバシーの保護に努める					
②手指衛生ができる					
③注射部位を中心として約5 cmの渦巻き状にアルコール綿で消毒できる					
●同じアルコール綿で2度拭きしない					
●消毒後は，消毒部位を触らないようにし揮発を待つ					
④注射部位の皮膚をつっぱるように十分伸展させ，針を皮膚面にほぼ平行に刺入し，刃断面が全部入ってから約1 mm挿入する					
⑤薬液をゆっくり注入できる					
⑥刺入角度を変えずに，注射部位にアルコール綿を当て素早く針を抜くことができる					
⑦リキャップせず携帯式針捨てボックスに入れることができる					
●針を自分の指や患者に刺さないように注意する					
⑧患者に施行後の説明ができる					
●注射部位は掻いたり，こすったりしない					
●反応の測定日，または時間を説明する					

項目／評価の視点	Check	Check	Check	Check	Check
⑨患者の寝衣を整え安楽な状態にできる ［小児の場合］ねぎらいの言葉をかけたり，褒めたりすることができる					
☐ 8. 観察ができる ☆					
①患者の全身状態，注射部位を観察できる					
☐ 9. 後片づけができる ☆					
①注射器，注射針，汚染した物品は携帯式針捨てボックスに捨て，与薬トレイを定位置に戻すことができる					
☐ 10. 記録・報告ができる ☆					
①必要時に報告するとともに，記載基準に沿って記録できる					

6 静脈内注射（直接刺入法） ☆〜☆☆☆

(　年　 月　 日)□

知識

	項目／評価の視点	Check	Check	Check	Check	Check
□	**1. 静脈内注射の特徴が言える** ☆					
	①注射後，末梢静脈系から右心系を経由し，全身に薬液が5〜10分で行きわたることが言える					
	②血管内に直接投与するため，薬効発現は速効性でかつ強力であることが言える					
	③静脈内注射のスピードに注意が必要な薬物のあることが言える					
	④副作用が強く出ることも多いことが言える					
□	**2. 静脈内注射に適した血管が言える** ☆					
	①表在性，弾力性があるか					
	②血管の蛇行はないか					
	③針の刺入に可能な血管の太さがわかるか					
	④静脈内注射部位の選択					
	● 表在静脈が見えやすい					
	⑤注射部位					
	● なるべく橈骨神経走から離れた血管を選択する					
	● 刺入部位は橈骨皮静脈，尺側皮静脈，前腕正中皮静脈が望ましい					
□	**3. 実施時の注意事項が言える** ☆					
	①駆血帯は締め過ぎない					
	● 皮下出血を生じる。また強く締め過ぎると動脈を圧迫し，静脈が怒張しない					
	②駆血帯は2分以上巻かない					
	● 血液の性状が変化する。血清成分や血球数が高値を示す					
	③アルコール過敏症の場合は他の消毒薬に変えることがわかる					
	④2種類以上の薬剤を併用する場合は，投与の順番や投与間隔に留意する					
□	**4. 合併症が言える** ☆					
	①感染，②空気塞栓，③循環の過負荷，④出血，⑤神経損傷，⑥動脈穿刺，⑦静脈炎，静脈血栓，⑧血管外漏出					

8 与薬の技術

6 静脈内注射（直接刺入法） 103

技術・態度

項目／評価の視点	Check	Check	Check	Check	Check
☐ 5. 必要物品の準備ができる ☆					
①指示表（注射処方箋），②注射器，③注射針21Ｇ〜22ＧのＳＢ針，④薬剤，⑤アルコール綿，⑥注射用トレイ（1患者1トレイで準備），⑦手袋，⑧駆血帯，⑨肘枕，⑩絆創膏，⑪膿盆・携帯式針捨てボックス					
☐ 6. 準備時の確認ができる ☆					
①注射処方箋に照らし合わせて，5Rを確認できる					
(1) Right Drug ……… 正しい薬剤（薬剤名・薬剤の使用期限を確認できる）					
(2) Right Dose ……… 正しい量（用量を確認できる）					
(3) Right Route……… 正しい方法（与薬方法を確認できる）					
(4) Right Time ……… 正しい時間（与薬時間を確認できる）					
(5) Right Patient …… 正しい患者（患者名をフルネームで確認できる）					
☐ 7. 注射の準備ができる ☆					
①手指衛生ができる					
②注射器，注射針を無菌操作で取り出し，接続できる					
③アンプル・ポリアンプの場合					
●アンプルを清潔かつ安全にカットできる					
●アルコール綿でアンプルのカット部分を消毒することができる（ポリアンプの場合は，カット面をアルコール綿で消毒する）					
●イージーカットのアンプルはセーフティ面を前にする					
●手を切らないようにアンプルをカットすることができる					
④バイアルの場合					
●ふたを取りゴム栓をアルコール綿で拭く					
●アルコールの揮発を待ち，注射針に刃面がゴム栓に対し垂直になるよう針を刺し，ゴム栓を通過したら針を垂直に立て直すことができる（コアリングの予防）					
●注射器の溶解液を注入し，静かに回し，薬液が溶解したらバイアルを上にし，薬液を注射器に吸うことができる					
⑤薬液を清潔かつ正確に注射器に吸うことができる（注射器，注射針，薬剤の無菌操作・正確な薬液量）					
⑥注射器の外筒に患者氏名・薬品名・使用日時・投与方法を記入できる					

項目／評価の視点	Check	Check	Check	Check	Check
☐ 8. 患者に実施の説明と確認ができる ☆					
①注射の目的，方法，部位，体位を説明できる					
②薬物の種類，作用，副作用を説明できる					
③注意すること，協力してほしいことを説明できる					
④患者が理解しやすい言葉で説明できる					
⑤患者の不安や緊張した気持ちを十分受け止めることができる					
⑥患者に自分の名前を名乗ってもらい，確認ができる					
⑦患者のネームバンドで確認ができる					
［小児の場合］成長・発達に応じた言葉の理解度を考慮できる					
［小児の場合］説明対象に家族も含める					
☐ 9. 静脈内注射ができる ※小児の場合，静脈内注射の介助ができる ☆～☆☆☆					
①注射部位に適した体位を取ることができる					
②患者のプライバシーを保護できる					
③手指衛生ができる					
④必要時，手袋を装着できる					
⑤疼痛の少ない皮膚の柔らかな部位で適した血管を選ぶことができる					
⑥指先で触れて確認できる					
⑦肘関節の下に肘枕を置き，駆血帯を刺入部より7～10cm上に巻いて締める。このとき，患者に拇指を中にして握ることを説明する					
●駆血帯は2分以上巻かない					
⑧怒張した血管とその走行を触診で確認し，針を刺す部位を始点にして，約5cmの渦巻き状に消毒ができる					
⑨消毒後は，消毒部位を触らないようにして揮発を待つ					
●アルコール綿で拭くのは，機械的操作とエタノールによる脱脂と消毒作用を利用し，皮膚表面の垢と皮脂を取り除き消毒効果を上げるためであり，拭いた後は30秒ほど置くことが消毒効果上望ましい					
⑩利き手と反対側の手で，血管を固定し，軽く皮膚を伸展させることができる					
［小児の場合］介助時，体動が激しく安全保持が困難な場合は，良肢位で三点固定できる					
⑪針の刺入角度は15度以内で，刃断面を上にし，中枢に向かって刺入できる					

8 与薬の技術

6 静脈内注射（直接刺入法） | 105

項目／評価の視点	Check	Check	Check	Check	Check
⑫患者に手先のしびれ感や，強い痛みがないかを聞き，神経の損傷がないことを確認できる					
［小児の場合］成長・発達に応じた言葉の理解度を考慮しながら確認できる					
⑬内筒を引いて，血液の逆流を確認できる					
⑭駆血帯を外し，患者に手を開くよう説明することができる					
⑮薬液をゆっくり注入できる（1分間に4～5 ml）					
⑯薬液を注入したら刺入角度を変えずに，注射部位にアルコール綿を当てて素早く針を抜くことができる					
●組織の損傷を防ぐために刺入時と同じ角度で抜く					
⑰キャップをせず，携帯式針捨てボックスに入れることができる					
⑱注射部位を3～5分間圧迫できる					
⑲止血を確認し，絆創膏で固定できる。患者には揉まないよう指導できる					
⑳患者に終了を告げ，寝衣を整え，安楽な状態にできる					
㉑［小児の場合］ねぎらいの言葉をかけたり，ほめたりすることができる					
☐ 10. 観察ができる ☆					
①患者の全身状態・注射部位を観察できる（注入中の観察：嘔吐，顔面蒼白，頻脈微弱，冷汗，呼吸亢進，発疹など）					
②患者の訴えを聴くことができる					
［小児の場合］自分では疼痛を訴えられないために，血管外漏液や静脈炎の兆候はないか，刺入部に触れたり，左右差を定期的に観察する。同時に機嫌などを観察することができる					
☐ 11. 緊急時の対応ができる ☆					
①使用薬剤の副作用出現時はただちに中止し，医師に報告できる					
☐ 12. 後片づけができる ☆					
①注射器，注射針，汚染した物品は携帯式針捨てボックスに捨て，与薬トレイを定位置に戻すことができる					
☐ 13. 記録・報告ができる ☆					
①必要時に報告するとともに，記載基準に沿って記録できる					

7　末梢点滴静脈内注射　☆〜☆☆☆

(　年　月　日)　□

知識

項目／評価の視点	Check	Check	Check	Check	Check
□ 1. 点滴静脈内注射の特徴が言える　☆					
①注射後全身に薬液が5〜10分で行きわたることが言える					
②血管内に直接投与するため，薬効発現は速効性でかつ強力であることが言える					
③点滴静脈内注射速度に注意が必要な薬剤のあることが言える					
●30分以上かけて注入する必要がある薬剤					
●注入に1時間以上かける必要がある薬剤					
●その他，注入速度に注意の必要な薬剤					
④副作用が強く出ることも多いことが言える					
□ 2. 点滴静脈内注射に適した血管が言える　☆					
①表在性，弾力性があるか					
②血管の蛇行はないか					
③針の刺入に可能な血管の太さがわかるか					
④静脈内注射部位の選択					
●表在静脈が見えやすい					
●固定が容易					
●体動が制限されない					
●湿潤，汚染されにくい					
⑤注射部位					
●なるべく橈骨神経走から離れた血管を選択する					
●刺入部位は橈骨皮静脈，尺側皮静脈，前腕正中皮静脈が望ましい					
□ 3. 実施時の注意事項が言える　☆					
①駆血帯は締め過ぎない					
●皮下出血を生じる。また強く締め過ぎると動脈を圧迫し，静脈が怒張しない					
②駆血帯は2分以上巻かない					
●血液の性状が変化する。血清成分や血球数が高値を示す					
③アルコール過敏症の場合は他の消毒薬に変えることがわかる					
④［小児の場合］利き手や指しゃぶりをしないほうの側が望ましい					

	項目／評価の視点	Check	Check	Check	Check	Check
☐	4. 実施中の観察事項が言える ☆					
	①点滴刺入部の腫脹，痛み，発赤，点滴滴下の状態，三方活栓の向き，ルートの外れ，接続部の緩み，屈曲，閉塞，エア混入					
	②患者の一般状態（副作用の有無，悪寒，嘔吐，頭痛，発疹など）					
☐	5. 合併症が言える ☆					
	①感染，②空気塞栓，③循環の過負荷，④出血，⑤神経損傷，⑥動脈穿刺，⑦静脈炎，静脈血栓，⑧血管外漏出					

技術・態度

	項目／評価の視点	Check	Check	Check	Check	Check
☐	6. 必要物品の準備ができる ☆					
	①指示表（注射処方箋），②混注用注射器・注射針，③薬剤，④輸液セット，⑤三方活栓付きエクステンションチューブ，⑥翼状針あるいは血管留置針，⑦アルコール綿，⑧注射用トレイ（1患者1トレイで準備），⑨手袋，⑩駆血帯，⑪肘枕，⑫絆創膏，⑬膿盆・携帯式針捨てボックス					
☐	7. 準備時の確認ができる ☆					
	①注射処方箋に照らし合わせて，5Rを確認できる					
	(1) Right Drug ………正しい薬剤（薬剤名・薬剤の使用期限を確認できる）					
	(2) Right Dose ………正しい量（用量を確認できる）					
	(3) Right Route………正しい方法（与薬方法を確認できる）					
	(4) Right Time ………正しい時間（与薬時間を確認できる）					
	(5) Right Patient ……正しい患者（患者名をフルネームで確認できる）					
☐	8. 注射の準備ができる ☆					
	①手指衛生ができる					
	②輸液ボトルに患者のフルネーム，薬品名，日付，時間，点滴の順番が記載されているか確認できる					
	③注射器，注射針を無菌操作で取り出し，接続することができる					

項　目／評　価　の　視　点	Check	Check	Check	Check	Check
④アンプル・ポリアンプの場合					
●アンプルを清潔かつ安全にカットできる					
●アルコール綿でアンプルのカット部分を消毒することができる（ポリアンプの場合は，カット面をアルコール綿で消毒する）					
●イージーカットのアンプルはセーフティ面を前にする					
●手を切らないようにアンプルをカットすることができる					
⑤バイアルの場合					
●ふたを取りゴム栓をアルコール綿で拭くことができる					
●アルコールの揮発を待ち，注射針に刃面がゴム栓に対し垂直になるよう針を刺し，ゴム栓を通過したら針を垂直に立て直す（コアリングの予防）					
●注射器の溶解液を注入し，静かに回し，薬液が溶解したらバイアルを上にし，薬液を注射器に吸うことができる					
⑥薬液を清潔かつ正確に注射器に吸うことができる（注射器，注射針，薬剤の無菌操作・正確な薬液量）					
⑦輸液セットのクレンメを閉じ，輸液セット，三方活栓付きエックステンションチューブ，翼状針を清潔に取り出し，清潔に接続できる					
⑧点滴ボトルのゴム栓をアルコール綿で消毒し，輸液セットをボトルへ垂直に刺すことができる					
⑨点滴ボトルをスタンドにかけ，輸液セットの管を，滴下筒を逆向きにしたＵの字にして，クレンメを徐々に開いて，滴下筒の中に薬液を１／２〜１／３まで入れることができる					
⑩輸液セットの管を下垂させ，クレンメを少し開いて滴下筒以下の部分に薬液を満たし，空気が抜けたらクレンメを閉めることができる					
⑪点滴スタンドから下ろし，注射用トレイに置くことができる					
☐ **9. 患者に実施の説明と確認ができる**　☆					
①注射の目的，方法，部位，体位を説明できる					
②薬物の種類，作用，副作用を説明できる					
③注意すること，協力してほしいことを説明できる					
④患者が理解しやすい言葉で説明できる					
⑤患者の不安や緊張した気持ちを十分受け止めることができる					
⑥患者に自分の名前を名乗ってもらい，確認ができる					
⑦患者のネームバンドで確認ができる					

項目／評価の視点	Check	Check	Check	Check	Check
⑧事前に排泄を済ませておくことを説明できる					
［小児の場合］成長・発達に応じた言葉の理解度を考慮できる					
［小児の場合］説明対象に家族も含める					
☐ **10. 点滴静脈内注射ができる**※小児の場合，点滴静脈内注射の介助ができる　☆〜☆☆☆					
①注射部位に適した体位を取ることができる					
②患者のプライバシーを保護することができる					
③手指衛生ができる					
④必要時，手袋を装着できる					
⑤疼痛の少ない皮膚の柔らかな部位で適した血管を選ぶことができる					
⑥指先で触れて確認できる					
⑦肘関節の下に肘枕を置き，駆血帯を刺入部より7〜10cm上に巻いて締めることができる					
●このとき患者には拇指を中にして握らせる					
●駆血帯は2分以上巻かない					
⑧怒張した血管とその走行を触診で確認し，針を刺す部位を始点にして，約5cmの渦巻き状に消毒ができる					
⑨消毒後は，消毒部位を触らないようにして揮発を待つ					
●アルコール綿で拭くのは，機械的操作とエタノールによる脱脂と消毒作用を利用し，皮膚表面の垢と皮脂を取り除き消毒効果を上げるためであり，拭いた後30秒ほど置くことが消毒効果上望ましい					
⑩利き手と反対側の手で，血管を固定し，軽く皮膚を伸展させることができる					
［小児の場合］介助時，体動が激しく安全保持が困難な場合は，良肢位で三点固定できる					
⑪針の刺入角度は15度以内で，刃断面を上にし，中枢に向かって刺入できる					
⑫患者に手先のしびれ感や，強い痛みがないかを聞き，神経の損傷がないことを確認できる					
［小児の場合］成長・発達に応じた言葉の理解度を考慮しながら確認できる					
⑬血液の逆流を確認できる					
⑭スムースに滴下することを確認できる					
⑮針を，直接絆創膏で固定し，体動や移動時に抜針しないようルートの固定ができる					
［小児の場合］必要時，シーネを使用する					
⑯指示された注入速度にクレンメを調節することができる					

項目／評価の視点	Check	Check	Check	Check	Check
⑰ナースコールを患者の手元に置き，寝衣を整え，安楽な状態にできる					
⑱［小児の場合］ねぎらいの言葉をかけたり，ほめたりすることができる					
☐ **11. 点滴実施中の観察ができる**　☆					
①実施中の定期的な観察ができる（患者の全身状態・指示量・刺入部・ルート確認・残量など）					
②患者の訴えを聴くことができる ［小児の場合］自分では疼痛を訴えられないため，血管外濾液や静脈炎の兆候の確認のために刺入部に触れ，左右差を定期的に観察する。同時に機嫌などを観察することができる					
☐ **12. 点滴終了後の実施ができる**　☆					
①点滴が終了したことを患者に告げ，ねぎらいの言葉をかけることができる					
②手指衛生ができる					
③必要時，手袋を装着できる					
④クレンメを閉め，針先が動かないように針先から遠い部分より絆創膏をはがし，アルコール綿で刺入部を覆い抜針し，速やかに3〜5分間の圧迫止血ができる					
☐ **13. 緊急時の対応ができる**　☆					
①点滴薬剤の副作用出現時はただちに中止し，医師に報告できる					
☐ **14. 予期せぬ抜去後の対応ができる**　☆					
①刺入部の止血を確実に行うことができる					
②皮下の腫脹など薬液に皮下漏出の有無を観察することができる					
③抗がん剤などの組織の壊死を生じる薬液漏出の場合は，速やかに医師に報告し，適切な対応ができる					
④ラインの再確保については，医師に確認することができる					
☐ **15. 後片づけができる**　☆					
①注射器，注射針，汚染した物品は携帯式針捨てボックスに捨て，与薬トレイを定位置に戻すことができる					
☐ **16. 記録・報告ができる**　☆					
①必要時に報告するとともに，記載基準に沿って記録できる					

8　与薬の技術

8　末梢点滴静脈内注射（側管注法）　☆〜☆☆

(　　年　　月　　日)□

知識

項　目／評　価　の　視　点		Check	Check	Check	Check	Check
□	1. 点滴静脈内注射（側管注法）の特徴が言える　☆					
	①注射後全身に薬液が5〜10分で行きわたることが言える					
	②血管内に直接投与するため，薬効発現は速効性でかつ強力であることが言える					
	③点滴静脈内注射速度に注意が必要な薬剤のあることが言える					
	●30分以上かけて注入する必要がある薬剤					
	●注入に1時間以上かける必要がある薬剤					
	●その他，注入速度に注意の必要な薬剤					
	④副作用が強く出ることも多いことが言える					
□	2. 実施中の観察事項が言える　☆					
	①点滴刺入部の腫脹，痛み，発赤，点滴滴下の状態，三方活栓の向き，ルートの外れ，接続部の緩み，屈曲，閉塞，エア混入					
	②患者の一般状態（副作用の有無，悪寒，嘔吐，頭痛，発疹など）					
□	3. 合併症が言える　☆					
	①感染，②空気塞栓，③循環の過負荷，④出血，⑤神経損傷，⑥静脈炎，静脈血栓，⑦血管外漏出					

技術・態度

項　目／評　価　の　視　点		Check	Check	Check	Check	Check
□	4. 必要物品の準備ができる　☆					
	①指示表（注射処方箋），②混注用注射器・注射針，③薬剤，④輸液セット，⑤三方活栓付きエクステンションチューブ，⑥翼状針あるいは血管留置針，⑦アルコール綿，⑧注射用トレイ（1患者1トレイで準備），⑨手袋，⑩保護栓，⑪膿盆・携帯式針捨てボックス					

項目／評価の視点	Check	Check	Check	Check	Check
☐ **5. 準備時の確認ができる** ☆					
①注射処方箋に照らし合わせて，5Rを確認できる					
(1) Right Drug ………正しい薬剤（薬剤名・薬剤の使用期限を確認できる）					
(2) Right Dose ………正しい量（用量を確認できる）					
(3) Right Route………正しい方法（与薬方法を確認できる）					
(4) Right Time ………正しい時間（与薬時間を確認できる）					
(5) Right Patient ………正しい患者（患者名をフルネームで確認できる）					
☐ **6. 注射の準備ができる** ☆					
①注射器の場合（ワンショットの場合）					
(1)手指衛生ができる					
(2)注射器，注射針を無菌操作で取り出し，接続することができる					
(3)アンプル・ポリアンプの場合					
●アンプルを清潔かつ安全にカットできる					
●アルコール綿でアンプルのカット部分を消毒できる（ポリアンプの場合は，カット面をアルコール綿で消毒する）					
●イージーカットのアンプルはセーフティ面を前にする					
●手を切らないようにアンプルをカットすることができる					
(4)バイアルの場合					
●ふたを取りゴム栓をアルコール綿で拭ける					
●アルコールの揮発を待ち，注射針の刃面がゴム栓に対し垂直になるよう針を刺し，ゴム栓を通過したら針を垂直に立て直すことができる（コアリングの予防）					
●注射器の溶解液を注入し，静かに回し，薬液が溶解したらバイアルを上にし，薬液を注射器に吸うことができる					
(5)薬液を清潔かつ正確に注射器に吸うことができる（注射器，注射針，薬剤の無菌操作・正確な薬液量）					
(6)注射器の外筒に患者氏名・薬品名・使用日時・投与方法を記入できる					

項目／評価の視点	Check	Check	Check	Check	Check
②点滴をつなぐ場合（側管注法の場合）					
(1)薬液を清潔かつ正確に注射器に吸うことができる（注射器，注射針，薬剤の無菌操作・正確な薬液量）					
(2)輸液セットのクレンメを閉じ，輸液セット，三方活栓付きエクステンションチューブを清潔に接続できる					
(3)点滴ボトルのゴム栓をアルコール綿で消毒し，輸液セットをボトルへ垂直に刺すことができる					
(4)点滴ボトルをスタンドにかけ，輸液セットの管を，滴下筒を逆向きにしたUの字にして，クレンメを徐々に開いて，滴下筒の中に薬液を1/2～1/3まで入れることができる					
(5)輸液セットの管を下垂させ，クレンメを少し開いて滴下筒以下の部分に薬液を満たし，空気が抜けたらクレンメを閉めることができる					
(6)点滴スタンドから下ろし，注射用トレイに置くことができる					
☐ 7. 患者に実施の説明と確認ができる　☆					
①注射の目的，方法，部位，体位を説明できる					
②薬物の種類，作用，副作用を説明できる					
③注意すること，協力してほしいことを説明できる					
④患者が理解しやすい言葉で説明できる					
⑤患者の不安や緊張した気持ちを十分受け止めることができる					
⑥患者に自分の名前を名乗ってもらい，確認ができる					
⑦患者のネームバンドで確認ができる					
⑧事前に排泄を済ませておくことを説明できる					
［小児の場合］成長・発達に応じた言葉の理解度を考慮できる					
［小児の場合］説明対象に家族も含める					
☐ 8. 点滴静脈内注射（側管注法）ができる　☆～☆☆					
①点滴静脈内注射の準備					
(1)注射部位に適した体位を取ることができる					
(2)患者のプライバシーを保護することができる					
(3)手指衛生ができる					
(4)必要時，手袋を装着できる					

項　目／評　価　の　視　点	Check	Check	Check	Check	Check
②注射器の場合（ワンショットの場合）					
(1)注射器に空気が入っていないことを確認できる					
(2)三方活栓より清潔操作で薬液の入った注射器をつなぐことができる					
(3)三方活栓の向きを変え，点滴側がオフになるようにできる					
(4)内筒を引いて，血液の逆流を確認できる					
(5)薬液をゆっくり注入できる（1分間に4～5 m*l*）					
(6)患者に手先のしびれ感や，強い痛みがないかを聞き，神経の損傷がないことを確認できる ［小児の場合］成長・発達に応じた言葉の理解度を考慮しながら確認する					
(7)薬液を注入したら，三方活栓の向きを変え，注射側がOFFとなるようにできる					
(8)注射器を外し，三方活栓に保護栓をつけることができる					
③点滴をつなぐ場合（側管注法の場合）					
(1)三方活栓の向きを変え，注射側がオフとなるようにできる					
(2)三方活栓より清潔操作で点滴セットをつなぐことができる					
(3)三方活栓の向きを変え，点滴側がオフになるようにできる					
(4)点滴滴数を指示表で確認し，滴数を合わせることができる					
(5)側管点滴終了後，三方活栓の向きを変え，側管側がオフとなるようにできる					
(6)三方活栓部をアルコール綿で拭き，新しい保護栓を装着できる					
☐ 9. 観察ができる　☆					
①患者の全身状態・注射部位を観察できる（注入中の観察：嘔吐，顔面蒼白，頻脈微弱，冷汗，呼吸亢進，発疹など）					
②患者の訴えを聴くことができる ［小児の場合］自分では疼痛を訴えられないために，血管外濾液や静脈炎の兆候の確認のために刺入部に触れ，左右差を定期的に観察する。同時に機嫌などを観察することができる					

8　与薬の技術

8　末梢点滴静脈内注射（側管注法）　115

項目／評価の視点	Check	Check	Check	Check	Check
☐ 10. 緊急時の対応ができる ☆					
①点滴薬剤の副作用出現時はただちに中止し，医師に報告できる					
☐ 11. 後片づけができる ☆					
①注射器，注射針，汚染した物品は携帯式針捨てボックスに捨て，与薬トレイを定位置に戻すことができる					
☐ 12. 記録・報告ができる ☆					
①必要時に報告するとともに，記載基準に沿って記録できる					

9　中心静脈内注射の準備・介助・管理　☆〜☆☆

(　年　　月　　日) □

知識

項目／評価の視点	Check	Check	Check	Check	Check
□ 1. 中心静脈内注射の特徴が言える　☆					
①経時的静脈圧測定が可能					
②高カロリー（高浸透圧）の輸液を継続させる					
③末梢静脈の穿刺が困難な場合の血管確保					
④急速な大量輸液					
□ 2. 中心静脈内注射の主な穿刺部位と，留意事項が言える　☆					
①鎖骨下静脈					
●挿入時，肺合併症（気胸・血胸）を起こしやすい					
②大腿静脈					
●カテーテル挿入時の血胸・気胸などの合併症が少ない					
●ただし，鼠径部であるため，排泄物による汚染の可能性があり，刺入部の清潔管理に注意が必要である					
③内頸静脈					
●鎖骨下静脈よりはカテーテル挿入時の気胸を起こしにくいが，総頸動脈穿刺の可能性がある					
●また，カテーテルの固定，管理がしにくい					
④尺側皮静脈，橈骨皮静脈					
●挿入時の合併症は少ないが，この静脈が出にくい患者には挿入が困難であり，カテーテルが途中で進まなくなることがある					
□ 3. 穿刺部位によりカテーテルの長さが言える　☆					
①内頸静脈，鎖骨下静脈から穿刺する場合は，30cm 程度のカテーテルを選択する					
［小児の場合］8〜30cm					
②肘正中皮静脈，尺側皮静脈から穿刺する場合は，50cm 程度のカテーテルを選択する					
③大腿静脈から穿刺する場合は，70cm 程度のカテーテルを選択する					
［小児の場合］8〜50cm					
以上，穿刺部位から右心房までの長さに合わせてカテーテルを選択する					
□ 4. 介助時の注意事項が言える　☆					
①術野が不潔にならないよう，処置が速やかに行われるよう周囲の環境を整える					
②手指衛生ができる					

項目／評価の視点	Check	Check	Check	Check	Check
③マキシマルバリアプリコーションに基づき，滅菌ガウン・マスク・帽子を着用する（カテーテル由来の血流感染予防のため）					
④医師が手袋着用後は，無菌操作を徹底して介助にあたる					
☐ 5. 挿入に伴う合併症とその原因が言える ☆					
①気胸					
●症状（咳，呼吸困難，肺音消失），原因（挿入時，肺を穿刺し胸腔に空気が入った）					
②血胸					
●症状（チアノーゼ，呼吸困難），原因（肺の血管を穿刺）					
③空気塞栓					
●症状（呼吸困難，気泡音，血圧低下，意識レベル低下），原因（穿刺針・カテーテルから血管への空気混入）					
④動脈穿刺					
●症状（穿刺時，鮮血が拍動性に大量出血），原因（穿刺時，鎖骨下動脈あるいは内頸動脈を穿刺）					

技術・態度

項目／評価の視点	Check	Check	Check	Check	Check
☐ 6. 必要物品が準備できる ☆					
①指示表（注射処方箋），②注射器と23Ｇカテラン針，③薬剤，④中心静脈内注射用輸液セット，⑤三方活栓付きエクステンションチューブ，⑥中心静脈カテーテル（医師の指示によるキットを準備する），⑦縫合セット，局所麻酔用具一式，処置用シーツ，滅菌四角布（穴あき），滅菌手袋，滅菌ガーゼ，⑧注射用トレイ（1患者1トレイで準備），⑨手袋，⑩固定用絆創膏，ドレッシング材，⑪駆血帯（尺側皮静脈，橈骨皮静脈の場合），⑫膿盆・携帯式針捨てボックス					

項目／評価の視点	Check	Check	Check	Check	Check
☐ 7. 準備時の確認ができる　☆					
①注射処方箋に照らし合わせて，5Rを確認できる					
(1) Right Drug　………正しい薬剤（薬剤名・薬剤の使用期限を確認できる）					
(2) Right Dose　………正しい量（用量を確認できる）					
(3) Right Route………正しい方法（与薬方法を確認できる）					
(4) Right Time　………正しい時間（与薬時間を確認できる）					
(5) Right Patient　……正しい患者（患者名をフルネームで確認できる）					
☐ 8. 注射の準備ができる※末梢点滴静脈注射に準じる　☆					
①手指衛生ができる					
②輸液ボトルに患者のフルネーム，薬品名，日付，時間，点滴の順番が記載されているか確認できる					
③輸液セットのクレンメを閉じ，輸液セット，三方活栓付きエクステンションチューブを清潔に取り出し接続できる					
④点滴ボトルのゴム栓をアルコール綿で消毒し，輸液セットをボトルへ垂直に刺すことができる					
⑤点滴ボトルをスタンドにかけ，輸液セットの管を，滴下筒を逆向きにしたUの字にして，クレンメを徐々に開いて，滴下筒の中に薬液を1/2～1/3まで入れることができる					
⑥輸液セットの管を下垂させ，クレンメを少し開いて滴下筒以下の部分に薬液を満たし，空気が抜けたらクレンメを閉めることができる					
⑦点滴スタンドから下ろし，注射用トレイに置くことができる					
☐ 9. 患者に説明と確認ができる　☆					
①注射の目的，方法，部位，体位，処置の時間などについて医師が患者に説明し，承諾を得ることができる					
②「中心静脈穿刺カテーテル留置についての説明・同意書」に署名，捺印されているか確認できる					
③薬物の種類，作用，副作用を説明できる					
④排尿を済ませるように説明できる					
⑤注意すること，協力してほしいことを説明できる					
⑥患者が理解しやすい言葉で説明できる					

項 目／評 価 の 視 点	Check	Check	Check	Check	Check
⑦患者の不安や緊張した気持ちを十分受け止めることができる					
⑧患者に自分の名前を名乗ってもらい，確認ができる					
⑨患者のネームバンドで確認できる					
［小児の場合］成長・発達に応じた言葉の理解度を考慮する					
［小児の場合］説明対象に家族も含める					
☐ **10. 中心静脈内注射の介助ができる**※小児の場合，手術室にて麻酔下で行うことが多い　☆〜☆☆					
①患者の準備ができる					
●穿刺時の体位が取れる（鎖骨下静脈・内頸静脈）。ベッドを水平にして仰臥位とし，患者の顔を穿刺側と反対側に向ける					
●必要時，肩の下に枕を挿入する					
●血管を拡張するため，下肢を挙上するか，トレンデレンブルグ体位を取る					
●穿刺部位を露出する					
●必要時カーテンを閉めるなどプライバシーの保護に努める					
●上半身脱衣の介助をし，処置用シーツを敷く					
●目隠しをするか確認をする					
②縫合セットを清潔に広げ，消毒薬を準備できる					
③医師への受け渡し時には無菌操作を徹底することができる					
●穿刺部をポビドンヨード（イソジン）で消毒する					
●医師に滅菌手袋を渡し，TPNセットを滅菌物を使用できるように開ける					
●穿刺部の局所麻酔薬（1％塩酸プロカイン）とヘパリン生食を医師が吸いやすいように介助する					
●カテーテルを固定する絹糸（ナイロン糸）を無菌的に渡す					
●中心静脈内注射ルートを穿刺したカテーテルに接続し，輸液を開始する					
●穿刺部位をイソジンで消毒し，ルートにループを作り，ガーゼで覆って固定する					
●血液や余分な消毒液を拭き取り，患者の周囲にある用具を片づける					
●カテーテルの挿入位置を確認するため，レントゲン撮影を行う					
④カテーテル挿入時は，不安の軽減と患者の状態を観察する目的をもって患者に声をかけることができる					

項目／評価の視点	Check	Check	Check	Check	Check
⑤ナースコールを患者の手元に置き，寝衣を整え安楽な状態にできる ［小児の場合］ねぎらいの言葉をかけたり，ほめたりすることができる					
☐ **11. 後片づけができる** ☆					
①注射器，注射針など血液などで汚染した物品は廃棄容器に捨て，注射トレイを定位置に戻すことができる					
☐ **12. 観察ができる** ☆					
①薬剤によって得られる薬効，副作用に合わせ全身状態を観察できる					
●注入中の観察：嘔吐，顔面蒼白，頻脈微弱，冷汗，呼吸亢進，発疹など					
②挿入に伴う合併症の早期発見のための観察ができる					
③カテーテル挿入部を観察できる					
●発赤・腫脹・疼痛・逆血・静脈炎，ドレッシング材や絆創膏のはがれなど					
④輸液ルートなどのライン類を観察できる					
●屈曲，圧迫の有無，ベッド柵に挟まれていないか，クレンメの状態，気泡，接続部の緩み，三方活栓の向き，速度					
⑤患者の訴えを聴くことができる ［小児の場合］機嫌などを観察することができる					
☐ **13. 記録・報告ができる** ☆					
①必要時に報告するとともに，記載基準に沿って記録できる					

10　輸液ポンプ・シリンジポンプの準備と管理　☆

（　　年　　月　　日）□

知識

	項目／評価の視点	Check	Check	Check	Check	Check
□	1. 輸液ポンプ・シリンジポンプ使用の目的が言える					
	①微量で効果の得られる薬剤を，正確な量で一定した速度を持続して注入するために使用する					

技術・態度

	項目／評価の視点	Check	Check	Check	Check	Check
□	2. 必要物品の準備ができる					
	①輸液ポンプの場合					
	(1)輸液ポンプ，(2)ポンプ用の輸液セット，(3)専用コード					
	②シリンジポンプの場合					
	(1)シリンジポンプ，(2)注射器，(3)エクステンションチューブ，(4)専用コード					
□	3. 患者に説明ができる					
	①目的，方法を説明できる					
	②専門用語でなく，理解しやすい言葉で説明できる					
	③患者の同意と協力を得ることができる					
	［小児の場合］成長・発達に応じた言葉の理解度を考慮できる					
	［小児の場合］説明対象に家族も含める					
□	4. 輸液ポンプ・シリンジポンプの使用ができる					
	①使用前の準備					
	(1)指示表と薬剤を他の看護師とともにダブルチェックできる					
	(2)輸液ポンプ・シリンジポンプのバッテリーの充電や器械の破損の有無を確認できる					
	(3)点滴スタンドに輸液ポンプ・シリンジポンプを取りつけ，電源プラグを差し込むことができる					
	(4)電源スイッチを入れ，アラームの作動を確認できる					

項 目／評 価 の 視 点	Check	Check	Check	Check	Check
②輸液ポンプの場合					
(1)輸液セットのルートに空気の混入がないか確認できる					
(2)輸液ポンプの溝に輸液セットのルートをまっすぐ装着できる					
(3)輸液ポンプの回路設定（15滴，60滴），輸液流量，注入予定量を設定できる					
(4)輸液セットのクレンメ，三方活栓を開けることができる					
(5)開始スイッチを押すことができる					
(6)輸液ボトル・輸液ポンプ・輸液ルート・点滴刺入部・三方活栓を指差し呼称確認できる					
③シリンジポンプの場合					
(1)シリンジやエクステンションチューブ内に空気の混入がないか確認できる					
(2)シリンジポンプにシリンジを装着し，ポンプの位置は患者の高さに合わせることができる この際，サイフォニング現象（※注）を防ぐためにスライダーとシリンジの押し子が外れていないかを確実に確認する					
(3)輸液流量，注入予定量を設定できる					
(4)三方活栓を開けることができる					
(5)開始スイッチを押すことができる					
(6)輸液ボトル・輸液ポンプ・輸液ルート・点滴刺入部・三方活栓を指差し呼称確認できる					
☐ 5. 観察ができる					
①薬剤によって得られる薬効，副作用に合わせた全身状態を観察できる					
②患者の訴えを聴くことができる					
③輸液ポンプ・シリンジポンプの動作確認ができる					
●開始ランプ・動作ランプの点灯					
●電源（AC）ランプの確認					
●異常アラーム（閉塞アラーム・気泡アラーム）の確認					
④薬液が設定どおり注入されているか定期的（1時間ごと）に注入量・残量を観察できる					

項 目／評 価 の 視 点	Check	Check	Check	Check	Check
⑤輸液ルートなどのライン類の観察ができる ● 屈曲の有無，ベッド柵に挟まれていないか，クレンメの状態 ● ライン接続部の外れや破損の有無，刺入部の腫れや漏れの有無					
☐ 6. 後片づけができる					
①停止ボタンを押すことができる					
②クレンメと三方活栓を閉じることができる					
③電源スイッチを切り，電源プラグを抜くことができる					
④輸液ルート，シリンジを外し，ポンプ類を点滴スタンドから外すことができる					
⑤ポンプと専用電源コードは消毒布で汚れを落とし，充電できる					
⑥中央管理している場合は，速やかに返却し点検依頼ができる					

注
「押し子」がフックから外れている場合，または，シリンジポンプの位置が患者より高い位置にあると，高低落差で薬液が過剰送液されるサイフォニング現象が起こる

11 輸血の準備，輸血中・後の観察 ☆

知識

(年 月 日) □

項 目／評 価 の 視 点	Check	Check	Check	Check	Check
□ 1. 輸血の目的が言える					
①循環血液量を増加させる，循環血液量の回復を図る					
②不足した血液の成分を補充する					
③血小板機能の回復を図る					
□ 2. 輸血に関するインフォームドコンセントがわかる					
①輸血を行う際は，患者に対して，輸血などに関する説明が行われ，同意が得られている必要があることが言える					
②説明と同意の文書「輸血同意書」が必要であることが言える					
□ 3. 輸血の種類が言える					
①赤血球ＭＡＰ，②濃厚血小板，③新鮮凍結血漿，④その他					
□ 4. 輸血の依頼方法がわかる					
①輸血伝票（患者氏名・輸血予定日時・血液型・種別・数量）					
②所定の手続きに従い，輸血申込伝票とクロスマッチ用パイロットを検査科（輸血科）へ送る					
□ 5. 輸血受領の方法および留意点が言える					
①輸血を搬送する際は，輸血製剤の保温と個人情報の観点から専用のバッグを使用することがわかる					
②受領時は検査者とのダブルチェックをすることと，輸血払出確認のサインが必要であることがわかる					
③血液製剤の種類によって，輸血用セットが異なることが言える					
□ 6. 輸血による副作用およびその対応が言える					
①副作用：溶血反応（悪心・胸内苦悶・ショック・血尿他），発熱，発赤，発疹					
②対応：ただちに輸血を中止し，医師へ報告をする					
③副作用が出現した血液製剤は返却の必要性があるため破棄しない					
④副作用が出現した場合は，所定の用紙にその旨を記載し，輸血科に提出する					

項目／評価の視点	Check	Check	Check	Check	Check
☐ 7. 輸血の保存方法がわかる					
①赤血球MAP・人全血：冷蔵庫（4～6℃）で保存する（常温では4時間が限度である）					
②新鮮凍結血漿：冷凍庫（−20℃）で保存する					
③濃厚血小板：室温で保存する					
☐ 8. 新鮮凍結血漿溶解時の注意事項が言える					
①ビニール袋に入れ，30～37℃で溶解する					
②溶解時は，揉まない					
③すぐに使用しない場合は冷蔵庫（4～6℃）に入れて保存，3時間以内に使用する					
☐ 9. 伝票の処理方法がわかる					
①各施設の基準に準じる					

技術・態度

項目／評価の視点	Check	Check	Check	Check	Check
☐ 10. 施行前の3回のダブルチェックができる					
①血液製剤の確認時は，輸血伝票・血液型伝票・輸血製剤の3点で行うことができる					
②確認内容（患者氏名・ABO式血液型・Rho（d）型・種別・使用量・交差試験番号（ml）・有効期限・放射線照射の有無・輸血同意書の有無）					
③ダブルチェック（輸血科から受領するとき・病棟搬送直後・実施直前）					
☐ 11. 専用セットを用いて準備ができる					
①赤血球MAP・人全血：白血球除去フィルター					
②血小板：血小板用フィルター					
☐ 12. 患者に説明と確認ができる					
①輸血の作用，副作用を説明できる					
②排尿を済ませるように説明できる					
③注意すること，協力してほしいことを説明できる					
④患者が理解しやすい言葉で説明できる					
⑤患者の不安や緊張した気持ちを十分受け止めることができる					
⑥輸血する血液製剤と輸血伝票を持参し，患者に自分の名前を名乗ってもらい，ネームバンドで確認できる ［小児の場合］成長・発達に応じた言葉の理解度を考慮する ［小児の場合］説明対象に家族も含める					
⑦すべてを確認後，輸血を開始できる					

項目／評価の視点	Check	Check	Check	Check	Check
☐ 13. 施行中・後の観察ができる					
①輸血開始後5分間はベッドサイドを離れない					
②輸血開始後10〜15分は15〜20滴／分で滴下し，15分後からは医師の指示速度で輸血を行うことができる					
③15分経過した時点で，再度患者の状態を観察できる					
④副作用の有無とバイタルサインを観察できる					
［副作用が出現した場合］					
・ただちに輸血を中止し，医師などを呼ぶ					
・輸血ルートを外し，新しい輸液ラインを接続する					
・所定の用紙にその旨を記載し，輸血科に提出する					
⑤輸血伝票の実施者欄にサインすることができる					
☐ 14. 後片づけができる					
①各施設の基準に沿った後片づけができる					
☐ 15. 記録・報告ができる					
①必要時に報告するとともに，記載基準に沿って記録できる					

12　インスリン製剤の種類・用法・副作用の観察　☆

（　　年　　月　　日）□

知識

項　目／評　価　の　視　点	Check	Check	Check	Check	Check
□ 1. インスリンを使用する目的が言える					
①血糖コントロール目的であることが言える					
□ 2. インスリン製剤の留意点が言える					
①インスリンアレルギーを有する患者は禁忌であることが言える					
②各種内分泌疾患，肝臓疾患，感染症や脱水，妊娠などで耐糖能は低下するので注意を要することが言える					
③ステロイドをはじめ多くの内分泌薬，経口避妊薬，チアサイド系やループ利尿剤，ある種の降圧剤は耐糖能を低下させるので併用には注意を要することが言える					
□ 3. インスリンの作用時間からの分類が言える					
①超速効型（速効型の3倍の速さで吸収され，血中濃度は皮下注射後1時間でピーク）					
②速効型（作用の発現が30分以内で，作用の持続も8時間と長い）					
③中間型（作用発現が1～2時間で，作用持続時間が24時間持続）					
④混合型（二相型）（速効型と中間型の混合製剤で，作用発現が0.5時間で，作用持続時間が24時間）					
⑤持続型（作用発現が4～8時間で，作用持続時間が24～36時間）					
□ 4. インスリン使用時の副作用が言える					
①低血糖発作（脱力感，高度の空腹感・発汗・心悸亢進・頭痛・知覚異常・不安・興奮・神経過敏・集中力低下・神経障害・意識障害・痙攣）					
②神経（治療開始時期に神経痛が現れる）					
③注射部位（注射部位の発赤・腫脹・硬結・かゆみ・皮下脂肪の萎縮・肥厚）					
●自己注射部位は太股やお腹を選び，少しずつ注射する場所をずらす					
④その他（一過性の全身浮腫・目の屈折異常）					
□ 5. 低血糖の原因が言える					
①食事摂取不足					
②いつもより激しい運動					
③不適切なインスリン投与					
④アルコール					

☐	項目／評価の視点	Check	Check	Check	Check	Check
☐	**6. 低血糖発作時の対応が言える**					
	①バイタルサイン，血糖測定，全身状態の観察					
	②ブドウ糖投与（量・経口および注射などの投与方法については指示に基づく）					
☐	**7. インスリン製剤の種類が言える**					
	①前記3.の作用時間分類に応じた製剤が言える					
☐	**8. インスリン専用の注射器・注射針の種類が言える**					
	①インスリンバイアル用注射針付き注射器（30単位，100単位）					
	②ペン型インスリン製剤注射針					
	③万年筆型注射器					
☐	**9. インスリン製剤の管理方法が言える**					
	①封を切るまでは冷蔵庫保存，使用後は常温保存であることが言える					

技術・態度

☐	項目／評価の視点	Check	Check	Check	Check	Check
☐	**10. インスリン注射の準備ができる**					
	①指示に応じたインスリン製剤，キットを準備することができる					
☐	**11. 皮下注射ができる**					
	※「皮下注射・筋肉内注射」の項（96ページ）を参照					
☐	**12. 副作用の観察ができる**					
	①低血糖症状：前頁参照					
	②アレルギー症状					
	③注射部位：前頁参照					
☐	**13. 記録，報告ができる**					
	①必要時に報告するとともに，記載基準に沿って記録ができる					

13　麻薬の主作用・副作用の観察　☆

(　　年　　月　　日)□

知識

項目／評価の視点	Check	Check	Check	Check	Check
□ 1. 麻薬を使用する目的が言える					
①疼痛コントロールが目的であることが言える					
②手術・検査の前投与であることが言える					
□ 2. 麻薬の与薬経路が言える					
①経口，②坐薬，③経皮，④注射					
□ 3. 麻薬の作用の特徴および適応・副作用が言える					
①作用として，一般的に持続的な痛みに対して効果が高いことが言える					
②適応と副作用について，次頁の表の内容が言える					
□ 4. 麻薬取り扱い上の留意点が言える					
①「麻薬及び向精神薬取締法」を遵守することが言える					
②麻薬は必ず鍵のかかる場所に保管することが言える					
③麻薬の注射剤は，患者に直接手渡さないことが言える					
④一つのアンプルで，複数の患者に分割して使用してはいけないことが言える					
⑤使用して残った薬剤およびアンプルは，必ず麻薬管理責任者に返却しなければならないことが言える					
⑥麻薬の使用は，麻薬施用者の資格がある医師の氏名が記載された「麻薬処方箋」に従うことが言える					
⑦麻薬調剤は「麻薬処方箋」で行い，患者氏名・麻薬の品名・用量などに間違いがないか確認することが言える					
⑧「麻薬処方箋」には，実際に麻薬を受領した看護師が署名することが言える					
⑨麻薬の受領・整理などの業務は，麻薬注射施用票などで行い，原則として病棟看護師長（夜間・休日などは代理責任者）が行うことが言える					
⑩処方箋・調剤薬・注射薬などの受領はすべて手渡しで行うことが言える					

表　麻薬の適応・副作用

種類		適応	副作用
㈦塩酸モルヒネ注射薬	・10mg／1 m*l*（1％） ・50mg／5 m*l*（1％） ・200mg／5 m*l*（4％）	発作的激痛に有効，鎮咳，麻酔前与薬	連用による薬物依存 与薬量の急激な減少・中止に伴う退薬症候 呼吸抑制・錯乱・せん妄・無気肺・気管支痙攣・喉頭浮腫・麻痺性イレウス他
㈦塩酸モルヒネ			
㈢モヒアト（モルヒネ・アトロピン注射薬）	（塩酸モルヒネ10mg＋硫酸アトロピン0.3mg）／1 m*l*	硬膜外麻酔人工呼吸器使用時鎮静	
㈣オピアト（アヘンアルカロイド・アトロピン注射液）	（塩酸アヘンアルカロイド20mg＋硫酸アトロピン0.3mg）／1 m*l*	激しい疼痛時における鎮痛・鎮静・鎮痙，咳嗽発作における鎮咳，激しい下痢症状の改善，術後などの腸管蠕動運動抑制，麻酔前与薬	
㈤塩酸ペチジン・オピスタン		激しい疼痛時における鎮痛・鎮静・鎮痙，麻酔前与薬	

注　退薬症候；与薬量の急激な減少・中止に伴い，あくび・くしゃみ・流涙・発汗・悪心・嘔吐・下痢・腹痛・散瞳・頭痛・不眠・不安・せん妄・振戦・全身筋肉関節痛・呼吸促拍などが現れることがある

技術・態度

項目／評価の視点	Check	Check	Check	Check	Check
☐ 5. 実施が確実にできる ※与薬については，各項参照					
①経口薬の与薬は「経口薬の与薬」の項（88ページ）を参照					
●服用の管理は，服用日・服用量・残量がわかるようにしておく					
②坐薬の与薬は「直腸内の与薬」の項（94ページ）を参照					
●使用の管理は，使用日・使用量・残量がわかるようにしておく					
③経皮与薬					
(1)体毛の少ない部位を選ぶ（薬剤の吸収に影響を及ぼすため，剃毛や除毛は行わない）					
(2)貼付部位の皮膚を清潔にし，水分は十分に拭き取る（薬剤の吸収に影響を及ぼすため，清潔にする場合は，石鹸，アルコール，ローションなどは使用しない）					
(3)皮膚刺激を避けるため，貼付部位を毎回変更する（皮膚疾患・創傷・放射線照射部位は避ける）					
(4)使用直前までは包装を開封せず，開封後は速やかに貼付する					
(5)包装袋の開封はハサミなどを使用せず，手で破り取り出す（万が一ハサミなどで切断・傷つきなどが起きた場合は，交換する）					
(6)貼付後，約30秒間手のひらでしっかり押さえ，縁の部分が皮膚面に完全に装着するようにする					
(7)3日ごとの交換となるため，貼付日時を上部に記載する					
(8)貼付中に，装着操作が十分でなく，万が一薬物貯蔵層から出た内容物（ゲル）が皮膚についた場合には，その部分を流水で十分に洗い流す					
(9)（患者への注意）貼付中の入浴は，長時間の熱い温度での入浴を避けるよう指導する					
④注射薬の与薬は，「皮下注射・筋肉内注射（96ページ）」「静脈内注射（直接刺入法）（103ページ）」「末梢点滴静脈内注射（107ページ）」の項を参照					
☐ 6. 副作用の観察ができる					
前頁の表中，(ア)～(オ)使用薬剤の副作用参照					

項 目／評 価 の 視 点	Check	Check	Check	Check	Check
☐ 7. 後片づけができる					
①経口薬・外用薬・坐薬の場合					
(1)経皮薬は使用済みフィルムを麻薬管理責任者に速やかに返却することができる					
(2)与薬中止になった場合は,「麻薬廃棄届」用紙を記載し,残薬を添えて麻薬管理責任者に速やかに返却することができる					
②注射薬の場合					
(1)使用後の空アンプルは患者ごとの専用容器に戻し,麻薬注射施用票に使用量を記載し,麻薬管理責任者に速やかに返却することができる					
(2)残液のある場合は,患者名を記載した注射器に入れ,空アンプルと同様に保管するとともに,麻薬注射施用票に使用量・残量を記入し,麻薬管理責任者に速やかに返却することができる					
(3)注射薬をカットした後に使用中止になった場合は,薬液がこぼれないようにするとともに,「麻薬廃棄届」用紙を記載し,麻薬管理責任者に速やかに返却することができる					
(4)麻薬混注後中止になった場合は,「麻薬廃棄届」用紙を記載し,残薬の入った輸液パックとともに麻薬管理責任者に速やかに返却することができる					
(5)その他,麻薬取り扱い上の事故は,「薬剤等の管理(毒薬・劇薬・麻薬・向精神薬)」の項(134 ページ)を参照					
☐ 8. 記録・報告ができる					
①必要時に報告するとともに,記載基準に沿って記録できる					

14 薬剤等の管理（毒薬・劇薬・麻薬・向精神薬） ☆

(　年　月　日) □

知識

項目／評価の視点	Check	Check	Check	Check	Check
□ **1. 日常業務内での管理について言える**					
①業務内での鍵管理は，責任者が身につけているということが言える					
②必要な際は，責任者に申し出るということが言える					
③毒薬・劇薬・向精神薬・血液製剤の取り扱い上の疑問や事故は，速やかに責任者に報告・相談することが大事であることがわかる					
□ **2. 毒薬の保管方法が言える**					
①毒薬は施錠できる保管庫に保管されていることが言える（冷所についても同様）					
②毒薬・向精神薬は同じ場所でもよいが，明確に区別，表示が必要であることが言える					
③注射処方箋によるセット出しの毒薬についても，使用するまで施錠保管することが言える					
④保管・保存に関しては各施設の取り扱い基準を遵守することが言える					
□ **3. 劇薬の保管方法が言える**					
①劇薬は他の薬と区別して薬品棚に保管されていることが言える					
□ **4. 麻薬の保管方法が言える**					
①麻薬は専用の金庫で管理し，必ず施錠することが言える					
②麻薬以外は置かないことが言える					
□ **5. 向精神薬の保管方法が言える**					
①向精神薬（一・二種）は施錠できる保管庫に保管されていることが言える					

技術・態度

項目／評価の視点	Check	Check	Check	Check	Check
□ **6. 日常業務内での管理ができる**					
①業務内での鍵および薬剤の管理は，各勤務帯の責任者が行うことが言える					
②麻薬や向精神薬は施用書や管理簿で使用量・残量を確認し，記録することができる					

	項目／評価の視点	Check	Check	Check	Check	Check
	③毒薬・劇薬・向精神薬・血液製剤の取り扱い上の疑問や事故は，速やかに責任者に報告・相談することができる					
☐	**7. 毒薬の管理ができる**					
	①毒薬は冷所・室温保存の保管区別ができる					
☐	**8. 麻薬の管理ができる**					
	①麻薬準備時は責任者から金庫の鍵を受け取り，指示表を確認することができる					
	②麻薬使用後は処方箋に使用日時・使用量・残量，実施者名，施用区分を記入することができる					
	③使用後の空アンプルは患者ごとの専用容器に戻す。残液のある場合は，注射器に入れて患者名を記載し，空アンプル同様に保管することができる					
	④輸液パック内に混注し中止になった場合は，輸液パックごと返却することができる					
☐	**9. 向精神薬の管理ができる**					
	①向精神薬使用後の空アンプルなどは元に戻し，向精神薬実施記録簿の薬品名を確認して使用月日，使用数，残アンプル数，実施者署名をすることができる					

8 与薬の技術

1 意識レベルの把握
2 気道確保
3 人工呼吸（用手的人工呼吸法）
4 閉鎖式心臓マッサージ
5 気管内挿管の準備と介助
6 救急蘇生

9 救命・救急処置技術

看護技術

1　意識レベルの把握　☆〜☆☆

(　　年　　月　　日)□

知識

項目／評価の視点	Check	Check	Check	Check	Check
□ 1. 意識レベル判定の種類が言える　☆					
① GCS（グラスゴーコーマスケール）　※注1					
② JCS（ジャパンコーマスケール）　※注2					
③ それぞれのスケールの特徴や違いがわかる					
④ 自職場でのスケールはどちらを使用しているかわかる					
⑤ スケールの使用方法がわかる					
⑥ スケールで判定した数値から，患者の意識レベルがわかる					
□ 2. 意識障害のある患者の観察項目とその観察方法が言える　☆					
① バイタルサイン測定（呼吸の種類…努力呼吸・起座呼吸・肩呼吸，呼吸臭…アルコール臭・アセトン臭，脈拍…蝕知の有無・徐脈・頻脈の有無・不整脈の有無，血圧…測定可能か・高低の確認）					
② 呼名反応					
③ 瞳孔反射（眼球の位置，瞳孔の大きさ・動き，左右差の有無を確認する） 瞳孔の大きさは，6mm 以上，2mm 以下のときは異常。左右差が0.5mm 以上のときも異常 対光反射の消失，一側の瞳孔拡大…頭蓋内圧更新によるヘルニア兆候 両側の瞳孔拡大，対光反射の消失…脳幹部の障害					
④ 痛覚刺激					
□ 3. 観察するための物品が準備できる　☆					
①ペンライト，②瞳孔計，③打腱器やルーレット，④その他，バイタルサイン測定に必要な物品					

技術・態度

項目／評価の視点	Check	Check	Check	Check	Check
□ 4. 観察点を踏まえて意識レベルが観察できる　☆〜☆☆					
① GCS（グラスゴーコーマスケール）　※注1					
② JCS（ジャパンコーマスケール）　※注2 ［小児の場合］乳幼児の意識状態の評価では，乳幼児改訂版（※注3）や，具体的な呼びかけの反応を記録する					

	項目／評価の視点	Check	Check	Check	Check	Check
☐	5. 意識レベル低下時に本人・周囲への配慮ができる　☆☆					
	①プライバシーの保持					
	②声かけ					
	③家族への配慮					
☐	6. 経時的に記録ができる　☆					
	①急変に伴う意識レベルの観察は，他の項目とともに経時記録とし，観察した時間，内容などを記載基準に沿って記録できる					
	②家族への説明内容やその反応					
☐	7. 報告ができる　☆					
	①急変に伴う意識レベルの観察に関する報告は，意識レベルの変化の都度，速やかに行うことができる					

注1

GCS（Glasgow Coma Scale：グラスゴーコーマスケール）

患者の意識状態の評価法であり，ジェネット（Jennett,B.）らにより開発された。開眼（1～4点）・痛み刺激による四肢の反応（1～6点）・言語機能（1～5点）の三つの要素の合計点で患者の意識状態を評価する。意識が清明な場合は15点となる。GCSは患者の予後との関連が多く報告され，有用とされている評価法である。

項目	開眼
1点	開眼しない
2点	痛み刺激により開眼
3点	呼びかけ・言葉により開眼
4点	自発的に開眼
項目	痛み刺激による四肢の反応
1点	動かさない・全く動かない
2点	伸ばすだけ・四肢の伸展（除脳硬直）
3点	曲げるだけ・四肢の屈曲（除皮質硬直）
4点	引っ込める・四肢の逃避（屈曲）
5点	払いのける・痛み刺激部位に手足を持っていく
6点	言われるとおりに動かす・命令に従う
項目	言語機能
1点	発音がみられない
2点	言葉にならない・発音がみられない
3点	言葉がでたらめ・不適当な言葉
4点	つじつまが合わない・錯乱状態
5点	正しく会話する

注2
JCS（Japan Coma Scale：ジャパンコーマスケール）

患者の意識障害を把握するために、太田富雄によって日本で開発された評価法で、3－3－9度方式ともいわれる。意識障害の程度を決める因子に覚醒度を取り上げ、刺激しないでも覚醒している（Ⅰ群）、刺激すると覚醒する（Ⅱ群）、刺激しても覚醒しない（Ⅲ群）、の3群に分類（大分類）して表現する。さらにそれぞれを3段階に分類（小分類）し、意識が清明な場合は0と表される。また、尿失禁（Inc）、不穏状態（R）、無動無言・外套症（A）があれば、それぞれ表記する。

0 意識清明
Ⅰ 刺激しないでも覚醒している状態
1 だいたい意識清明だがいま一つはっきりしない
2 見当識障害がある（日付・場所がいえない）
3 自分の名前・生年月日がいえない
Ⅱ 刺激すると覚醒する状態
10 普通の呼びかけで容易に覚醒する
20 大きな声または揺さぶることにより覚醒する
30 痛み刺激により開眼する
Ⅲ 刺激しても覚醒しない状態
100 痛み刺激で払いのけ動作をする
200 痛み刺激で手足を動かす
300 痛み刺激に反応しない

注3
乳幼児の「意識レベル」の見方

0 正常
Ⅰ 目を覚ましている
1 あやすと笑うが、声は出さない
2 あやしても笑わないが視線は合う
3 視線が合わない
Ⅱ "痛み"で目を覚ます
10 飲み物や乳首を見せると、飲もうとしたり吸ったりする
20 目を向ける
30 呼びかけてやっと目を覚ます
Ⅲ "痛み"でも目を覚まさない
100 払いのけるような動作をする
200 少し手足を動かしたり、顔をしかめる
300 全く動かない

石川陵一「意識のみかた」岩井郁子編集『看護mook 7　バイタルサインの見かた考え方』金原出版、p. 223、1983.

2　気道確保　☆

（　　年　　月　　日）□

知識

項目／評価の視点	Check	Check	Check	Check	Check
□ 1.気道確保の目的が言える					
①意識障害による舌根沈下や異物・腫瘤・炎症・浮腫などによる気道の狭窄・閉塞を解除し，空気や酸素化したガスを供給する					
□ 2.気道確保の方法と留意点が言える					
①頭部後屈顎先挙上法　※注1					
(1)方法：後部を後屈させ，頸部を伸展させることによって，舌根が咽頭後壁から離れて，気道が開く					
(2)留意点：頸部の過伸展は避ける					
②下顎挙上法　※注2					
(1)方法：頭部を後屈させて，顎先を持ち上げる					
(2)留意点：頸椎損傷が疑われるときには，後屈を加えない					
□ 3.気道確保に使用する物品の種類と使用時の留意点が言える					
①口咽頭エアウェイ　※注3					
(1)留意点：挿入時に舌を押し込まないようにする。意識レベルが比較的よく，咽頭反射がある患者では，嘔吐を誘発することがある					
②鼻咽頭エアウェイ　※注4					
(1)留意点：分泌物で詰まることがあるので，内腔を吸引しておく					
③舌鉗子					
(1)留意点：舌を把持する部分にガーゼなどを巻き，粘膜への保護をする					

注1　頭部後屈顎先挙上法

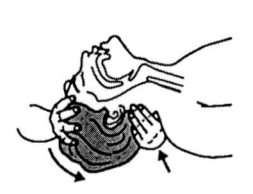

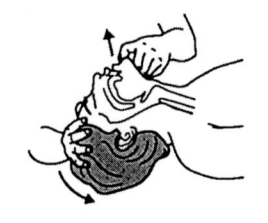

注2　下顎挙上法

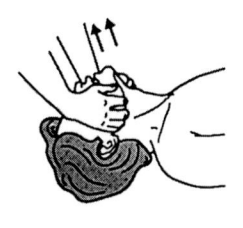

技術・態度

項　目／評　価　の　視　点	Check	Check	Check	Check	Check
☐ 4. 気道の確保ができる					
①必要時，救急カートをベッドサイドに運ぶことができる					
②枕を外すことができる					
③ベッドを水平にすることができる					
④異物を除去することができる（吸引など使用）					
⑤必要時，エアウェイを挿入し，固定することができる					
☐ 5. 気道確保後の観察ができる					
①一般状態，バイタルサインの観察，特に呼吸状態の観察（聴診で呼吸音の聴取・肺雑音，視診で胸郭の動き・呼吸回数・呼吸様式）ができる					
②エアウェイからの呼気の確認ができる					
☐ 6. 本人・家族および周囲への配慮ができる					
①プライバシーの保持，②声かけ					
☐ 7. 記録ができる					
①急変に伴う気道確保の場合は経時記録とし，詳細に事実を，記載基準に沿って記録できる					
②挿入したエアウェイの種類・サイズ					
③医師説明時の家族の反応					
☐ 8. 報告ができる					
①急変に伴う気道確保の場合は，発見時の状態・行われた処置・現在の患者の状況などを速やかに報告できる					

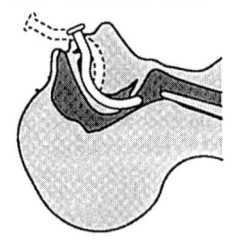

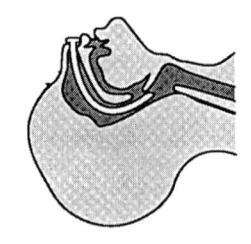

注3　口咽頭エアウェイ　　　注4　鼻咽頭エアウェイ

3　人工呼吸（用手的人工呼吸法）[※注]　☆

(　年　　月　　日)□

知識

項目／評価の視点	Check	Check	Check	Check	Check
□ 1. 目的が言える					
①呼吸停止，呼吸不全状態に対しての人工的酸素投与					
□ 2. 必要物品の特徴としくみが言える					
①アンビューバッグ：自動的に再膨張するため，蘇生時に使用しやすいが酸素濃度は50％が限度					
②ジャクソンリース：バッグは自動で再膨張しない。100％に近い酸素投与が可能					

技術・態度

項目／評価の視点	Check	Check	Check	Check	Check
□ 3. 自発呼吸の有無の確認ができる					
①胸郭や上腹部の呼吸性の運動があるかを見る					
②口や鼻を介しての空気の出入りがあるかを自分の顔を近づけて聴く					
③口や鼻を介しての空気の出入りがあるかを自分の顔を近づけて感じる					
④上記①〜③を10秒以内に確認できる					
□ 4. 気道の確保ができる					
※「気道確保」の項（141ページ）参照					
□ 5. マスクを顔に正しく装着できる					
①必要時，救急カートをベッドサイドに運ぶことができる					
②体型や年齢に合ったサイズのマスク・バッグを選択することができる					
③マスクの向きを間違えず，患者の顔に当てることができる					
④顔に密着させ，送気が漏れないように，しっかり指で固定することができる					
□ 6. 適切な速さでバッグを押すことができる					
①成人・年長児（8歳以上）の場合					
(1)最初の換気は1回に2秒かけて2回連続で行う					
(2)挿管する前は心臓マッサージと同調して15：2で実施する					
(3)挿管後は，心臓マッサージと非同調で換気を2秒かけて5秒間に1回の速さで実施する					

項　目／評　価　の　視　点	Check	Check	Check	Check	Check
②幼児・乳児の場合					
(1)最初の換気は1回に1〜1.5秒かけて2回連続で行う					
(2)心臓マッサージと同調して5：1で実施する					
(3)3秒間に5回心臓マッサージ，1回呼吸する					
③新生児の場合					
(1)最初の換気は1回に1〜1.5秒かけて2回連続で行う					
(2)心臓マッサージと同調して5：1で実施する					
(3)2秒間に3回心臓マッサージ，1回呼吸する					
☐ 7．人工呼吸時の観察ができる					
①一般状態，バイタルサインの観察，特に呼吸状態の観察（聴診で呼吸音の聴取・肺雑音，視診で胸郭の動き・呼吸回数・呼吸様式）ができる					
②自発呼吸の有無の確認ができる					
③呼吸状態の改善がみられないときは，人工呼吸器の装着					
☐ 8．記録ができる					
①経時記録とし，事実を詳細に，記載基準に沿って記録できる					
②自発呼吸の有無，胸郭の動き，バイタルサイン，SpO_2などの値					
③医師説明時の家族の反応					
☐ 9．報告ができる					
①発見時の状態，②行われた処置，③現在の患者の状況などを速やかに報告できる					
☐ 10．本人・家族および周囲への配慮ができる					
①プライバシーの保持，②声かけ					

注
用手的人工呼吸法 MAR（Manual Artificial Respiration）救急処置として器械に頼らずに行う呼吸法である

4　閉鎖式心臓マッサージ　☆

（　　年　　月　　日）□

知識

項目／評価の視点	Check	Check	Check	Check	Check
□ 1. 心停止の状況を理解できる					
①循環動態の破綻が説明できる（VF（心室細房），VT（心室頻拍）など，心拍出がない状態）					
□ 2. 心臓マッサージの適応が言える					
①循環の兆候がない，②自発呼吸・咳の消失，③体動の消失					
□ 3. 心臓マッサージの留意点が言える					
①硬い板の上で行う					
②胸骨下端の剣状突起を折らないために，肋骨体の下半分を押す					
③指先は肋骨にかからないように圧迫する					
④人工呼吸も同時に行う					

技術・態度

項目／評価の視点	Check	Check	Check	Check	Check
□ 4. 循環サインの確認ができる					
● 上記2．①〜③を10秒以内に確認できる					
● 聴診器で確認できる					
□ 5. 有効な心臓マッサージができる					
①救急カートをベッドサイドに運ぶ					
②心臓マッサージ用板をマットレスと患者の背との間に速やかに挿入することができる					
③次頁の表の要領で心臓マッサージができる					
□ 6. 記録ができる					
①経時記録とし，詳細に事実を，記載基準に沿って記録できる					
②心臓マッサージ開始時間・終了時間を記載し，心電図は保管する					
③医師説明時の家族の反応					
□ 7. 報告ができる					
①発見時の状態，②行われた処置，③現在の患者の状況などを速やかに報告できる					
□ 8. 本人・家族および周囲への配慮ができる					
①プライバシーの保持，②声かけ					

9　救命・救急処置技術

表　年齢別 CPR の比較

CPR/ 呼気吹き込み	成人と8歳以上の小児	小児（1〜8歳未満）	乳児（1歳未満）	新生児（生後28日以内）および出生直後新生児（出生後数分から数時間以内）
反応がないことを確認し，救急医療サービス（EMS）へ通報				
気道確保 頭部後屈−顎先挙上法または下顎挙上法	頭部後屈−顎先挙上法（外傷の際には下顎挙上法）	頭部後屈−顎先挙上法（外傷の際には下顎挙上法）	頭部後屈−顎先挙上法（外傷の際には下顎挙上法）	頭部後屈−顎先挙上法（外傷の際には下顎挙上法）
呼吸のチェック （見て，聞いて，感じて） 呼吸をしているとき： 　回復体位にする 呼吸をしていないとき： 　2回ゆっくり有効な人工呼吸を行う				
開始	呼気吹き込みに2秒をかけて有効な人工呼吸を2回行う（酸素投与ができない場合）	呼気吹き込みに1〜1.5秒をかけて有効な人工呼吸を2回行う	呼気吹き込みに1〜1.5秒をかけて有効な人工呼吸を2回行う	呼気吹き込みに約1秒をかけて有効な人工呼吸を2回行う
その後	約12回/分	約20回/分	約20回/分	約30〜60回/分
異物による気道閉塞	腹部突き上げ	腹部突き上げ	背部叩打と胸部突き上げ（腹部突き上げは行わない）	背部叩打と胸部突き上げ（腹部突き上げは行わない）
循環のサイン： 呼吸，咳，体動，脈拍を調べる 循環のサインがあるとき： 　気道確保と人工呼吸を行う 循環のサインがないとき： 　胸骨圧迫心臓マッサージと人工呼吸を行う	脈拍チェック（ヘルスケアプロバイダー）* 頸動脈	脈拍チェック（ヘルスケアプロバイダー）* 頸動脈	脈拍チェック（ヘルスケアプロバイダー）* 上腕動脈	脈拍チェック（ヘルスケアプロバイダー）* 臍動脈
胸骨圧迫心臓マッサージの部位	胸骨の下半分	胸骨の下半分	胸骨の下半分（両側乳頭間線から指1本分下）	胸骨の下半分（両側乳頭間線から指1本分下）
圧迫の方法	片方の手をもう一方の上に置いて両手で（手のひらの付け根で圧迫）	片手で（手のひらの付け根で圧迫）	片手の2本指で。訓練された救助者が2人の場合は，胸郭包込み両母指圧迫法	片手の2本指で。訓練された救助者が2人の場合は，胸郭包込み両母指圧迫法
圧迫の深さ	約4〜5 cm	胸郭の厚さの約1/3〜1/2沈む程度	胸郭の厚さの約1/3〜1/2沈む程度	胸郭の厚さの約1/3沈む程度
圧迫のリズム	約100回/分	約100回/分	少なくとも100回/分	約120回/分（90回の胸骨圧迫心臓マッサージ/30回の人工呼吸）

胸骨圧迫心臓マッサージと人工呼吸との比	15：2（1人または2人の救助者，気道が十分確保されていない場合）人工呼吸は12～15回/分を（2人の救助者，気管挿管チューブなどで気道が確保されている場合）胸骨圧迫心臓マッサージとは無関係に行う	5：1（1人または2人の救助者）	5：1（1人または2人の救助者）	3：1（1人または2人の救助者）

＊　脈拍のチェックは，ヘルスケアプロバイダーが循環のサインの確認の一つとして行う。市民救助者は脈拍のチェック以外の循環のサインのチェック（呼吸，咳，体動）を行う。

岡田和夫・美濃部嶢監修『BLS ヘルスケアプロバイダー　日本語版』中山書店，p. 215，2004.

5　気管内挿管の準備と介助　☆〜☆☆

(　年　月　日)□

知識

項目／評価の視点	Check	Check	Check	Check	Check
□ 1. 気管内挿管の目的が言える　☆					
①気管内挿管により，迅速確実に気道を確保し，肺内への異物の吸引を防止し，人工換気の効率を高める					
□ 2. 救急カートの内容が言える　☆					
①救命・救急対応の基本的な準備として，日常の救急カートの点検・整備の必要性が理解できる					
②日常の救急カートの点検・整備の方法が言える					
③点検・整備する物品が言える					
④整備する物品の使用方法・点検方法が言える					
⑤常備する薬品の作用・副作用が言える					

技術・態度

項目／評価の視点	Check	Check	Check	Check	Check
□ 3. 気管内挿管の必要物品の準備と点検ができる　☆					
①アンビューバッグ（ジャクソンリース），②喉頭鏡，③挿管チューブ（成人男性は内径 8〜9 mm，成人女性は内径 7〜8 mm 前後のものを 3 本は準備する）					
［小児の場合］年齢と体型によって，2.5mm〜6.5mm までのさまざまな挿管チューブを使用する					
④スタイレット，⑤バイドブロック，⑥塩酸リドカイン（キシロカイン）スプレー，⑦塩酸リドカイン（キシロカイン）ゼリー，⑧マギール鉗子，⑨カフ圧計・専用注射器，⑩絆創膏，⑪固定用テープ，⑫聴診器，⑬吸引一式，⑭酸素					
□ 4. 気管内挿管の介助ができる　☆〜☆☆					
①救急カートをベッドサイドに運ぶ					
②ベッドの高さの調整，頭部柵の除去ができる					
③喉頭鏡のサイズおよび点灯の確認ができる					
④挿管チューブの太さとカフのエア漏れ確認終了を確認できる					
⑤挿管チューブの先端からスタイレットが出ないように長さが調節されていることを確認できる					
⑥アンビューバッグ（ジャクソンリース）に酸素を接続しておくことができる					
⑦いつでも吸引できるように準備ができる					

項目／評価の視点	Check	Check	Check	Check	Check
⑧手順に従った物品の置き場所について，医師と確認できる					
⑨医師が喉頭鏡を挿入し，喉頭蓋から声帯を確認できる段階で，医師に塩酸リドカイン（キシロカイン）スプレーを渡すことができる					
⑩医師に挿管チューブを渡すことができる					
⑪挿管チューブの挿入に合わせて，スタイレットを抜くことができる					
⑫医師にバイドブロックを渡すことができる					
⑬医師にアンビューバッグ（ジャクソンリース）を渡し，カフに専用注射器で5 mlの空気を入れることができる					
●医師が胸部の聴診をし，挿管チューブの挿入の深さおよびカフの漏れない最小限の空気量をカフ圧計で確認					
⑭医師が挿管チューブとバイドブロックを絆創膏で固定するのを介助することができる					
●固定する場所は口角とし，固定のための絆創膏が口唇を含む粘膜にかからないように固定することができる					
⑮両肺のエア入りを確認できる，胃部の気泡音がないことを確認できる（医師とともに看護師も行う）					
☐ **5. 本人・家族および周囲への配慮ができる** ☆					
①プライバシーの保持，②声かけ					
☐ **6. 記録ができる** ☆					
①急変に伴う気管内挿管の場合は，経時記録とし，詳細に事実を，記載基準に従って記録することができる（挿管チューブの種類・太さ・挿入の長さ・挿入月日・カフエア量・カフ内圧）					
②医師説明時の家族の反応が記録できる					
☐ **7. 報告ができる** ☆					
①急変に伴う気管内挿管の場合は，発見時の状態・行われた処置・現在の患者の状況などを速やかに報告できる					
☐ **8. 後片づけおよび次回使用に備えた準備ができる** ☆					
①救急カートの点検・整備ができる					

6　救急蘇生　☆〜☆☆

(　　年　　月　　日)□

知識

項目／評価の視点	Check	Check	Check	Check	Check
□ 1. BLS（最初のABC）について言える　☆					
①安全確認，感染防御，器具確認が普段から必要であることが理解できる					
②意識の確認：やさしく呼びかける，やさしく触れる⇒気道確保					
③気道の確保：「気道確保」の項（141ページ）参照					
④呼吸の確認：見て，聞いて，感じて					
⑤循環の確認：頸動脈触知，呼吸の有無，体動の有無，咳嗽の有無					
□ 2. エマージェンシーコールの連絡方法が言える　☆					
①同僚看護師・上席看護師への連絡方法（PHS・ナースコール）					
②当直医師・管理看護師長への連絡方法（PHS・ポケベル）					
③病院で決まっているエマージェンシーコールの連絡方法（TEL番号，内容）					

技術・態度

項目／評価の視点	Check	Check	Check	Check	Check
□ 3. 意識の確認ができる　☆					
①声をかけながら，肩をたたく					
②意識がなければすぐに応援を呼ぶことができる（エマージェンシーコール，救急カート，除細動）					
□ 4. 気道の確保ができる　☆					
①頭部後屈・頸部挙上法(頭部を後屈させ，頸部を進展させることによって，舌根が咽頭後壁から離れ，気道が開く)					
②頭部後屈・下顎挙上法(頭部を後屈させて，顎先を持ち上げる)					
③下顎押し出し法(下母指で軽く口を開け，中指を下顎角にかけて下顎を前方に押し出しながら，頭部を後ろに反らせる)					
□ 5. 呼吸の確認ができる　☆					
①前胸部の呼吸性挙上の有無を見て，呼吸の音を聞いて，呼気を頬で感じて，10秒以内に確認することができる					

項目／評価の視点	Check	Check	Check	Check	Check
☐ 6. 人工呼吸ができる ☆					
①人工呼吸を2回実施できる					
②アンビューバッグで人工呼吸を行う場合は，マスクを密着させて行える					
③人工呼吸時，胸の上がるのを確認できる					
☐ 7. 循環の確認ができる ☆					
①10秒以内で確認できる					
②頸動脈の触知で，拍動の確認ができる					
③自発呼吸の有無を確認できる					
④体動の確認ができる					
⑤咳嗽の有無が確認できる					
☐ 8. 胸骨圧迫心臓マッサージができる ☆					
※「閉鎖式心臓マッサージ」の項（145ページ）参照					
☐ 9. 除細動器の準備と介助ができる ☆					
①常に充電状態であること					
②患者の身体から金属類，胸部の体毛を除去することができる					
③実施時は患者から離れることができる（放電時の危険回避）					
☐ 10. 患者の急変時に行動できる ☆〜☆☆					
①前記3.〜9.の行動が一連の動作として実施できる					
※「閉鎖式心臓マッサージ」の項（145ページ）参照					
☐ 11. 本人・家族および周囲への配慮ができる ☆					
①プライバシーの保持，②声かけ					
☐ 12. 経時的に記録ができる ☆〜☆☆					
①経時記録とし，詳細に事実を，記載基準に沿って記録することができる					
②実施した処置を記録することができる					
③医師説明時の家族の反応を記録することができる					
☐ 13. 報告ができる ☆					
①発見時の状態，②行われた処置，③現在の患者の状況などを速やかに報告できる					
☐ 14. 後片づけができる ☆					
①使用物品の適切な洗浄・消毒ができる					
②救急カートの整備・補充ができる					

10 症状・生体機能管理技術

1 バイタルサイン
　（体温・脈拍・血圧・呼吸）
2 身体測定
3 静脈血採血の準備と検体の取り扱い
4 動脈血採血の準備と検体の取り扱い
5 採尿・尿検査の方法と検体の取り扱い
6 血糖値測定
7 心電図（ベッドサイドモニター）
8 パルスオキシメーター

看護技術

1 バイタルサイン（体温・脈拍・血圧・呼吸） ☆

(　年　　月　　日) □

知識

項目／評価の視点	Check	Check	Check	Check	Check
□ **1. 体温の正常と異常が言える**					
①正常体温は，腋窩でほぼ36.0℃〜37.0℃だが，年齢差・個人差・日差・行動差など個人の状態により変動することが言える					
②異常体温について言える					
●高体温：平常時より1℃以上高くなった場合を発熱といい，臨床的には37.0℃以上に上昇した場合					
●低体温：35.0℃前後の状態をいい，老衰・全身衰弱・栄養失調・甲状腺機能低下の場合など					
③熱型について言える（疾病により特有の発熱の経過を示すもので稽留熱・弛張熱・間歇熱の三つの型）					
□ **2. 体温の測定部位が言える**					
①体腔温（口腔・直腸）					
②皮膚温（腋窩・鼠径部・顎下）					
③鼓膜温（外耳道）					
④患側・健側・障害に応じた測定部位の選択と，適切な体温計の準備について言える					
□ **3. 脈拍の正常と異常が言える**					
①脈拍数は，年齢・性別・運動・疾患・発熱・精神状態その他の条件により異なることが言える					
●成人60〜80／分，老年者60〜70／分 [小児の場合] 新生児120〜140／分，乳児100〜120／分，幼児80〜100／分，学童70〜90／分					
②正常な脈の緊張は硬くなく，また柔らか過ぎないことが言える					
③正常な脈のリズムは規則正しいことが言える					
□ **4. 脈拍の測定部位が言える**					
①（触診法）橈骨動脈・総頸動脈・浅側頭動脈・上腕動脈・大腿動脈・足背動脈など					
②心疾患患者など患者の状態に応じて，聴診器による心音測定法が行われることが言える					
③患側・健側・障害に応じた測定部位の選択について言える					

項目／評価の視点	Check	Check	Check	Check	Check
☐ **5. 血圧の正常と異常が言える**					
①正常血圧は 140／90mmHg 未満，高血圧は 140／90mmHg 以上であることが言える（157ページ参照）					
［小児の場合］新生児 60～80／60mmHg，乳児 80～90／60mmHg，幼児 90～100／60～65mmHg，学童 90～110／60～70mmHg					
②血圧は，年齢・性別・運動・疾患・発熱・精神状態その他の条件により異なることが言える					
③ＷＨＯの高血圧基準が言える					
● 高血圧：160／95mmHg（少なくとも一方）					
● 境界型高血圧：141～159／91～95mmHg（少なくとも一方）					
● 正常血圧：140／90mmHg（両方とも）					
☐ **6. 血圧の測定部位が言える**					
①障害や麻痺・患側・健側に応じた部位の選択ができる					
● 上腕部：上腕動脈の肘窩部					
● 大腿部：膝窩動脈の膝窩部（患者は腹臥位）					
● 下腿部：内足踝の踝部外側にふれる後脛動脈，または足背の中央やや外側踝より足背動脈					
☐ **7. 呼吸の正常と異常が言える**					
①正常な呼吸が言える					
● 胸式呼吸：胸郭の運動による呼吸					
● 腹式呼吸：横隔膜の運動による呼吸					
● 胸腹式呼吸：胸郭・横隔膜が同時に動く呼吸 ［小児の場合］乳児：腹式呼吸，幼児：胸腹式呼吸，10歳以上の男児：胸式呼吸，同女児：胸式呼吸					
● 1 分間の呼吸数：成人 16～20 回／分，成人の 1 回換気量 500ml ［小児の場合］新生児 40～60 回／分，学童 20～35 回／分					
②異常な呼吸が言える					
● 回数の異常：頻呼吸，徐呼吸					
● 深さの異常：過呼吸，浅呼吸					
● 回数と深さの異常：多呼吸，少呼吸					
● 周期性呼吸：チェーンストークス呼吸・ビオー呼吸・クスマウル呼吸					
● その他：鼻翼呼吸・下顎呼吸・起座呼吸					

技術・態度

	項　目／評　価　の　視　点	Check	Check	Check	Check	Check
☐	**8. 体温の測定ができる**					
	①測定部位は発汗の有無を確認し，拭き取ることができる					
	②腋窩体温を測定するときは体温計を前下方から後上方に挿入することができる					
	③麻痺のある場合は健側，側臥位の場合は上になった側で測定することができる					
☐	**9. 脈拍の測定ができる**					
	①示指・中指・薬指で測定できる					
	②数・強さ・リズムを観察できる					
	③聴診器を用いて心拍を測定できる					
☐	**10. 血圧の測定ができる**					
	①水銀血圧計を用いて上腕動脈で測定する場合，以下の手順で測定できる					
	(1)マンシェットの巻き方はゴム嚢の中央が上腕動脈にかかり指が2本入るくらいの圧迫で肘関節より2cm上に下縁がくる					
	(2)測定部位と血圧計の高さは心臓の位置と水平					
	(3)一拍動ごとに2mmHgの速度で減圧					
	(4)コロトコフ音が聴取したときをスワンの第一点といい，収縮期血圧を示し，さらに下げて音が消える所をスワンの第五点といい拡張期血圧とする ［小児の場合］年齢に応じたマンシェットの選択ができる 　3ヶ月未満：幅2.5〜3cm，長さ15cm 　3ヶ月〜3歳未満：幅5cm，長さ20cm 　3〜6歳未満：幅7cm，長さ20cm 　6〜9歳未満：幅9cm，長さ25cm 　9歳〜：幅12cm，長さ30cm					
☐	**11. 呼吸の測定ができる**					
	①患者が意識しないように睡眠時または安静時に測定できる					
	②胸郭や腹壁の運動を測定できる					
	③障害や既往歴を考慮した測定ができる					
☐	**12. 観察・報告・記録ができる**					
	①測定値の観察・報告・記録ができる					

表 血圧のレベルの定義と分類　　（単位は mmHg）

分類	収縮期血圧	拡張期血圧
至適血圧	＜120	＜80
正常血圧	＜130	＜85
高値正常血圧	130－139	85－89
グレード1高血圧（軽症）	140－159	90－99
サブグループ：境界域高血圧	140－149	90－94
グレード2高血圧（中等症）	160－179	100－109
グレード3高血圧（重症）	≧180	≧110
収縮期高血圧	≧140	＜90
サブグループ：境界域高血圧	140－149	＜90

収縮期血圧と拡張期血圧が異なる分類に該当する場合、より高いほうの分類を採用する。

（1999 WHO/ISH ガイドラインによる）

2　身体測定　☆

（　　年　　月　　日）□

知識

項目／評価の視点	Check	Check	Check	Check	Check
□ 1. 個別の患者に合った測定について言える					
①疾患・症状・栄養状態などに合った測定の意味について言える ［小児の場合］成長・発達の状態					
②測定部位に応じた測定器具の選択について言える					
□ 2. 測定時の留意点について言える					
①室温は寒く感じない温度にすることが言える					
②体重や腹囲測定などは朝食前などに測定することが言える					
③身長・体重は日差があるため，起床後一定の時間に測定を行う必要があることが言える					

技術・態度

項目／評価の視点	Check	Check	Check	Check	Check
□ 3. 測定部位の正常値が言える					
①年齢・性別に応じた測定部位の正常値が言える					
②異常値の場合の原因を考えられる					
□ 4. 患者に適した測定と観察ができる					
①体位					
②測定時間					
③部位					
④過去のデータとの比較					
⑤ BM 値に応じた一般状態の観察ができる ［小児の場合］乳幼児身体発育曲線，ケトレー指数，カウプ指数，ローレル指数					
□ 5. 報告・記録ができる					
①測定値を報告し，記載基準に沿って記録できる					

3　静脈血採血の準備と検体の取り扱い　☆

（　　年　　月　　日）☐

知識

項目／評価の視点	Check	Check	Check	Check	Check
☐ 1. 採血の目的が言える					
①血液学的検査・微生物学的検査・臨床化学検査などを目的とし，診断や治療に役立つデータを得る					
☐ 2. 真空採血の利点が言える					
①一度の刺入で複数の採血ができることが言える					
②入れ替えの手間や血液に手が触れる危険を避けられることが言える					
③[小児の場合] 小児の場合は，下記の採血方法があることが言える					
● 毛細血管採血（キャピラリー），注射器による採血，注射針による自然滴下採血，真空採血					
☐ 3. 検査項目の種類に合わせた保存方法が言える					
①抗凝固剤入りの試験管は，採血後静かに攪拌することが言える					
②アンモニア採血や凝固系は，採血後冷所に保管し速やかに検査科に提出することが言える					

技術・態度

項目／評価の視点	Check	Check	Check	Check	Check
☐ 4. 採血の準備ができる					
①注射器，②注射針，③駆血帯・注射枕，④絆創膏，⑤アルコール綿，⑥トレイ（1患者1トレイで準備），⑦手袋，⑧真空採血時は，専用のホルダーと針，⑨膿盆・携帯式針捨てボックス					
☐ 5. 患者・検査目的に合った注射器および針の準備ができる					
①検査項目・量に合った大きさの注射器が準備できる					
②血管に合わせた注射針の選択（21～23G針，翼状針）ができる					
☐ 6. 安全な採血部位の選択ができる					
①体型や状態により採血部位が選択できる					
● 肘正中皮静脈，大腿静脈，外頸静脈，手背静脈，足背静脈など（注：動脈採血は医師が行う）					

項目／評価の視点	Check	Check	Check	Check	Check
☐ 7. 患者に適切な説明ができる					
①検体と患者氏名および検体と検査伝票の確認ができる					
②目的・方法が説明できる					
③わかりやすい言葉で説明できる					
④不安や苦痛の軽減ができる					
［小児の場合］成長・発達に応じた言葉の理解度を考慮する					
［小児の場合］説明対象に家族も含める					
［小児の場合］必要時，身体固定をすることを説明できる					
☐ 8. うっ血させないように採血ができる					
①手指衛生ができる					
②必要時，手袋をすることができる					
③採血しやすい血管の選択ができる					
④患者の血管に合わせた針の選択ができる					
⑤手早く実施（駆血帯をして2〜3分すると，血液成分が変化する）できる					
⑥採血部位を駆血帯で締め，血管を怒張させて血管の走行を確認し，アルコール綿で消毒することができる					
⑦皮膚を伸展させて静脈を固定し，穿刺部位よりやや下方から刺入，静脈内に向かって針を進めることができる					
⑧血液を静かに吸引し，駆血帯を外し，抜針と同時にアルコール綿を刺入部位に当て，もまずに圧迫するように伝えることができる					
⑨血液を静かに検査容器に入れ，必要ならば静かに速やかに攪拌させることができる					
［小児の場合］採血部位に合わせた固定ができる					
［小児の場合］動く場合，体動が激しい場合は，安全保持のためにバスタオルなどで身体を固定できる					
☐ 9. 採血後の止血を十分にできる					
①抜針後，刺入部を圧迫し十分に止血できる（2分位）（動脈採血の場合は，5分位圧迫止血し，血栓を予防する）					
☐ 10. 採血後の血液を容器の壁に沿って速やかに注入できる					
①採血管内の壁に沿って静かに注入することで，血球の損傷を防ぐことができる					
☐ 11. 溶血や凝固を起こさないように採血容器に入れることができる					
①手早く採血し，強く押し入れないことができる					
②凝固を防ぐには，抗凝固剤入りの容器に入れ，静かに混和させることができる					

項目／評価の視点	Check	Check	Check	Check	Check
☐ 12. 安全に針の後始末をし，針事故を起こさないように注意できる					
①採血後はリキャップをしないで，膿盆に入れるか，携帯式針捨てボックスに注射針を入れることができる					
②針や汚染した物品は専用廃棄容器（MDボックス）に捨てることができる					
③手指衛生ができる					
☐ 13. 間違いなく検体を提出し記録できる					
①検体と患者氏名および検体と検査伝票を再確認し，検査科へ提出できる					
②提出後に記録できる					

4　動脈血採血の準備と検体の取り扱い　☆

（　　年　　月　　日）□

知識

項目／評価の視点	Check	Check	Check	Check	Check
□ 1. 動脈血採血の目的が言える					
①静脈からの頻回な採血が困難な場合					
②動脈血液ガス分析が必要な場合					
③血液学的検査で診断や治療に役立てるデータや微生物学的検査・臨床化学検査などを目的とした場合					
□ 2. 動脈血採血の利点とその後の管理を言える					
①一度の刺入で複数の採血ができる（採血は医師が行う）ことを言える。一度の採血量が多く確保できることを言える					
②ヘパリン含有の注射器を使用する理由を言える					
③採血後の止血方法・時間・感染防止について，静脈血採血との違いという視点から言える					
④採血部位に血腫出現の可能性があることが言える					

技術・態度

項目／評価の視点	Check	Check	Check	Check	Check
□ 3. 患者に説明ができる					
①目的，方法，部位，体位，所要時間を説明できる					
②専門用語でなく，理解しやすい言葉で説明できる					
［小児の場合］成長・発達に応じた言葉の理解度を考慮する					
［小児の場合］説明対象に家族も含める					
③患者の同意と協力を得ることができる					
［小児の場合］必要時，身体固定することを説明できる					
④プライバシーの保護ができる					
□ 4. 必要物品の準備ができる					
①トレイ・手袋，②ヘパリン含有の血液ガス測定用注射器・針，③アルコール綿，④絆創膏，⑤携帯用廃棄ボックス					
□ 5. 採血時の介助と採血後の止血が十分にできる					
①検体と患者氏名および検体と検査伝票の確認ができる					
②手洗いを行い，手袋を着用することができる					
③採血する患者の氏名と検体（ヘパリン含有の注射器）を確認することができる					

項 目／評 価 の 視 点	Check	Check	Check	Check	Check
④患者に検査の目的・部位・採血量を説明することができる					
⑤ヘパリン含有注射器を受け取ったら静かに上向きにし，混入した気泡を確実に針から押し出し混和させることができる					
⑥リキャップは行わずにゴム栓をし，密閉することができる					
⑦指定の搬送ボックスで検査科提出を依頼することができる					
⑧抜針後，刺入部を圧迫し十分（5分程度）に止血することができる					
⑨針や汚染した物品は廃棄ボックスに捨てることができる ［小児の場合］採血部位に合わせた固定ができる ［小児の場合］動く場合，体動が激しい場合は，安全保持のためにバスタオルなどで身体を固定できる					
☐ **6. 観察ができる**					
①患者に採血が終了したことを伝えることができる					
②圧迫止血終了後の採血部位の確認ができる（止血状況・内出血・血腫・痛みの有無）					
☐ **7. 間違いなく検体を提出し記録できる**					
①検体と患者氏名および検査伝票を再確認し，検査科に提出できる					

5　採尿・尿検査の方法と検体の取り扱い　☆

（　　年　　月　　日）□

知識

項目／評価の視点	Check	Check	Check	Check	Check
□ 1. 尿検査の目的が言える					
①尿中の各種細胞やたんぱく・糖などを調べることによって，身体の諸器官の機能を知る。また，腎や尿路の疾患を発見する手がかりとする					
②手術前検査や脱水などの水分電解質の検査データを得る					
□ 2. 実施時の留意点が言える					
①プライバシーの保護の必要性について言える					
②検査項目によって採取方法が異なることが言える					
③患者自身にフルネームで名乗ってもらい，指示票と検査伝票と患者との照合ができる					
④患者のつけているネームバンドで患者確認ができる					

技術・態度

項目／評価の視点	Check	Check	Check	Check	Check
□ 3. 採尿のための準備ができる					
①採尿物品（採尿カップ・尿器・便器）					
②検査科に提出する検体					
□ 4. 患者に説明ができる					
①尿検査の目的，方法を説明できる					
②採尿の採取時間を伝えることができる					
［女性の場合］事前に月経中の有無を確認できる					
③患者が理解しやすい言葉で説明することができる					
④採尿の量について説明できる					
⑤一般尿と中間尿との違いについて説明できる					
⑥中間尿の場合の採取方法について説明できる					
⑦蓄尿の場合，1日24時間の尿を確実にためられるよう説明できる					
⑧採尿時の手指の清潔について説明できる					
⑨協力してほしいことを説明し同意を得ることができる					
［小児の場合］成長・発達に応じた言葉の理解度を考慮する					
［小児の場合］説明対象に家族も含める					

項目／評価の視点	Check	Check	Check	Check	Check
☐ 5. 尿の採取ができる					
①一般検査（看護師が採取を行う）の場合，排尿介助に準じる（手袋着用）ことができる					
②細菌検査（看護師が採取を行う）の場合，カテーテル法と中間尿で採取することができる（カテーテル法は「導尿」の項（24ページ）参照）					
③蓄尿の場合，蓄尿びんを振ってよく混ぜたうえで，その一部を採取できる					
④尿器使用の場合，尿器を汚物室に持って行き，検尿カップにあけることができる					
⑤検尿カップから検体にあけることができる					
☐ 6. 検体の提出と後片づけができる					
①検尿カップなどの使用後の物品は分別して捨てることができる					
②手洗いをすることができる					
☐ 7. 観察ができる					
①尿の性状・色・浮遊物を観察できる					
②患者の一般状態を観察できる					
③患者の訴えを聴くことができる					
☐ 8. 間違いなく検体を提出し記録できる					
①検体・患者氏名などと検査伝票を再確認し，検査科に提出することができる					
②尿の観察結果と，患者の訴えや一般状態について記録ができる					

6　血糖値測定　☆

(　　年　　月　　日)□

知識

項目／評価の視点	Check	Check	Check	Check	Check
□ 1. 血糖測定の目的が言える					
①糖尿病などの代謝性疾患患者の血糖値の変動を見る					
②低血糖発作や糖尿病性昏睡などの疑われる症状の早期対処を行う					
③感染症や術後など耐糖能の変動をチェックし対応に備える					
□ 2. 適切な測定方法が言える					
①食前（食後）○時間前（後）に測定を行う必要性が言える					
□ 3. 値に応じた対処方法が言える					
①値に応じた次回の測定時間と観察・対処方法が言える					
□ 4. 対処方法の種類を言える					
①低血糖時・高血糖時の対処方法が言える					

技術・態度

項目／評価の視点	Check	Check	Check	Check	Check
□ 5. 患者に説明ができる					
①目的・方法を説明できる					
②わかりやすい言葉で説明できる					
③測定時間を説明できる					
④気分不快の有無の出現などを伝えるよう説明できる					
［小児の場合］成長・発達に応じた言葉の理解度を考慮する					
［小児の場合］説明対象に家族も含める					
□ 6. 血糖測定を正確に実践できる					
①測定前に手指衛生ができる					
②必要物品を準備できる					
● 医師指示表・血糖測定器・血糖測定用チップ・穿刺採血用具・アルコール綿					
● （必要時）補正チップ・絆創膏・携帯式廃棄ボックス・ゴム手袋・トレイ					
③採血部位の選択ができる（前回採血部位の確認）					
④血糖測定器が補正されていることを確認できる					
⑤血糖測定器に測定用チップを差し込むことができる					

項 目／評 価 の 視 点	Check	Check	Check	Check	Check
⑥血液採取部位（指尖部・指腹・耳朶）をアルコール綿で消毒し乾燥させることができる					
⑦穿刺採血用具で（マッチ棒の頭位）血液を抽出することができる					
⑧測定用チップの先端に血液を触れさせることができる					
⑨自動的な血液の吸引・測定の開始を確認することができる					
⑩採血部位をアルコール綿で圧迫止血することができる					
⑪血糖値を確認し，メモすることができる					
☐ 7. 安全に穿刺用具・測定用チップを片づけ，報告・記録ができる					
①測定チップ・使用したアルコール綿は携帯式廃棄ボックスに処理することができる					
②測定値に応じた対応ができる					
③測定値をアセスメントし，必要時に報告することができる					
④記載基準に沿って記録できる					

10 症状・生体機能管理技術

7 心電図（ベッドサイドモニター） ☆

(　年　　月　　日) □

知識

項　目／評　価　の　視　点	Check	Check	Check	Check	Check
□ 1. 心電図（ベッドサイドモニター）装着の目的が言える					
①心臓の機能である興奮性・伝導性・自動性などを電気的現象として知る					
②病態の経時的変化のモニタリングと不整脈の早期発見・治療の効果判定を行う					
□ 2. 心電図（ベッドサイドモニター）装着時の留意点が言える					
①患者の不安や緊張を除去するよう言葉かけを行う					
②保温とプライバシーに配慮する					

技術・態度

項　目／評　価　の　視　点	Check	Check	Check	Check	Check
□ 3. 必要物品の準備ができる					
①ベッドサイドモニターの準備ができる					
(1)電極リード線とECG中継コードをECGコネクターに接続することができる					
(2)ディスポーザブル電極を患者に装着し電極リードと接続することができる					
●R：右鎖骨窩／L：左鎖骨窩／F：左前腋窩腺上で最下肋骨上					
●モニターはⅡ誘導に設定されているが，電極の位置を変えずに誘導を切り替えることもできる					
②温かいおしぼりタオル・バスタオル					
□ 4. 患者に説明ができる					
①目的・方法・部位・体位・患者の協力方法を説明することができる					
②専門用語でなく，理解しやすい言葉で説明することができる					
［小児の場合］成長・発達に応じた言葉の理解度を考慮する					
［小児の場合］説明対象に家族も含める					
③患者の同意を得ることができる					
□ 5. 環境を整えることができる					
①毛布・暖房などを活用し，露出部位の保温に努めることができる					
②プライバシーの保護をすることができる					

項　目／評　価　の　視　点	Check	Check	Check	Check	Check
☐ 6. 装着を手順どおり行うことができる					
①電極と皮膚の接触不良を防ぐため皮膚の保清を行うことができる（体毛が濃い場合は除毛を行う）					
②電極設置部位の選択ができる					
③電極は必ず骨（肋骨・胸骨柄・鎖骨）に密着させて電極が浮かないように貼ることができる					
④12誘導心電図の誘導部位を避けることができる					
⑤緊急処置などのときの電気的除細動を準備できる					
⑥筋電図の混入を防ぐため胸筋上は避けることができる					
⑦呼吸性の変動や基線の動揺が生じやすいので，肋間部および横隔膜上は電極部位として避けることができる					
⑧皮膚を保護するため電極を貼る部位を毎日少しずつ移動させることができる					
⑨交流電流が入らないように，他の電気器具使用時は電動ベッドのアースは必ず取ることができる					
⑩冬季には冷感防止のため電極を体温程度に暖めておくことができる					
⑪患者の条件に合う警報装置の設定を行うことができる					
⑫警報の原因となる電極リードの外れや緩みの有無，患者の過度の緊張による筋電図の混入や呼吸性の変動に注意することができる					
⑬警報音が鳴るよう必ず設定を行い，警報音が鳴ったら確認することができる					
☐ 7. 観察・報告・記載ができる					
①患者の訴えを聴くことができる					
②一般状態を観察することができる					
③胸部症状や不快感がないかを確認することができる					
☐ 8. 後片づけができる					
①病室の環境を整えることができる					
②使用物品の後始末をすることができる（ディスポーザブル電極は廃棄する）					

8　パルスオキシメーター　☆

（　　年　　月　　日）□

知識

項目／評価の視点	Check	Check	Check	Check	Check
□ 1. パルスオキシメーターの目的が言える					
①動脈中の酸素飽和度と脈拍数を，非観血的に測定する					
②酸素飽和度に変動がある疾患患者の値をチェックし，対応に備える					
③人工呼吸器装着など呼吸状態に変動がある患者の値をチェックし，対応に備える					
④循環動態や酸素飽和度の値を目的とし，診断や治療に役立つデータを得る					
□ 2. 測定の留意点が言える					
①苦痛や緊張・疲労を与えない安楽な体位を取る					
②低体温などで拍動の乏しい手足に装着した場合の測定値の問題					
③プライバシーの保護					

技術・態度

項目／評価の視点	Check	Check	Check	Check	Check
□ 3. 必要物品が準備できる					
①モニター本体・プローブ					
［小児の場合］子どもの年齢，状態によってプローブを選択することができる					
②温かいおしぼりあるいはアルコール綿					
□ 4. 患者に説明ができる					
①目的・方法を話し，患者の協力を説明することができる					
②専門用語ではなく理解しやすい言葉で説明することができる					
［小児の場合］成長・発達に応じた言葉の理解度を考慮する					
［小児の場合］説明対象に家族も含める					
③患者の同意を得ることができる					
□ 5. 測定ができる					
①測定の手順に沿って説明や声かけを十分に行うことができる					
②患者に説明し同意を得て，プローブは手指先あるいは足先，耳朶，鼻朶に装着することができる					

項目／評価の視点	Check	Check	Check	Check	Check
③装着する部位が汚れていたり，汗ばんでいたりする場合はおしぼりあるいはアルコール綿で拭き測定部位の清潔を保つことができる					
④指の汚れや濃いマニキュアは除去することができる					
⑤プローブ装着部位より末梢側に鬱血が生じていないか血流を確認することができる					
⑥指プローブの場合，光源が爪の根元に当たるよう装着することができる					
⑦十分な脈波が得られていることを確認できる					
⑧手足などの装着部位が冷たい場合は保温または加温することができる					
⑨持続で計測する場合は皮膚の状態を観察し，適宜装着部位を変更することができる（4〜8時間）					
☐ 6. 患者の観察・報告・記載と注意事項ができる					
①患者の訴えを聴くことができる					
②一般状態を観察することができる					
③皮膚の状態を観察することができる					
● プローブの装着部位は通常2〜3℃温度が上昇するため，圧迫壊死および熱傷発生などの皮膚の観察を継続する（短時間の装着でも血流を阻害することがある）					
④装着のまま移動・体動が可能であることを伝えることができる					
☐ 7. 後片づけができる					
①患者に終了したことを伝えられる					
②使用物品の後片づけができる					
③装着部位の皮膚の確認を行うことができる					
☐ 8. 報告・記録ができる					
①測定値をアセスメントし，必要時に報告することができる					
②記載基準に沿って記録できる					

1 安楽な体位の保持
2 罨法等身体安楽促進ケア
3 リラクゼーション

11 苦痛の緩和・安楽確保の技術

看護技術

1　安楽な体位の保持　☆

（　　年　　月　　日）□

知識

項　目／評　価　の　視　点	Check	Check	Check	Check	Check
□ 1. 安楽な体位の目的が言える					
①同一体位を持続することによって起こる障害（圧迫による血液循環の障害や褥瘡など）を予防し，常に安楽な状態で療養生活が送れるようにする					
□ 2. 安楽な体位を取るときの留意点が言える					
①事前に患者の身体的安楽を阻害する因子を観察し，把握できる					
②基本動作は「体位変換」の項（33ページ）に準じる					
③支持部位は，筋肉が厚く，大きな血管や神経の少ない部位を選択する					
●痛みの強い部位や，何回も注射を行っている部分は避ける					
④脊柱の正常彎曲を支持する					
●脊柱の屈曲・伸展・横展・軸展を避ける					
⑤腰椎への過重を分散する（座位よりも臥床に近い体位の保持）					
⑥安定性を保つ（支持面積をできるだけ広く保つ）					

技術・態度

項　目／評　価　の　視　点	Check	Check	Check	Check	Check
□ 3. 安楽な体位を保つための物品の選択ができる					
①マットレスの上に置いて身体を支えるもの：エアマット，プロフォルロート，ポリウレタンマットなど					
②ベッドの上に部分的に敷くもの：デキュビテックスなど					
③部分的にあてるもの：円座類，スポンジ，人工羊毛パッドなど					
④体位を支持するもの：枕，フットボートなど					
□ 4. 患者に説明ができる					
①目的，方法，体位，時間の説明ができる					
②専門用語でなく，わかりやすく理解しやすい言葉で説明ができる					
③患者の同意と協力を確認することができる					

項目／評価の視点	Check	Check	Check	Check	Check
☐ 5. 安楽な体位を取ることができる					
①ベッドの中央からベッドの端への移動ができる					
● 頭部・腰部への前腕の挿入方法，膝窩部を支え同時に手前に引き寄せる水平移動					
②仰臥位から側臥位への移動ができる					
● 枕の高さは脊柱の正常彎曲保持できる高さとする					
● 支持面積を保持し，安定性を高める高さとし，腰椎の軸展を避ける枕の使用を行う					
③仰臥位から座位へできる					
● 腰部への過重を避けるためのコルセット，ギャッチベッドの使用					
④ベッドから車椅子への移乗ができる					
● 患者と看護師の接する面を広くするように密着させる					
☐ 6. 後片づけができる					
①物品の後片づけができる					
☐ 7. 観察・報告・記録ができる					
①移動実施後は，疼痛の有無を確認し，必要時鎮痛剤を使用することができる					
②必要時に報告し，記録できる					

2　罨法等身体安楽促進ケア　☆

（　　年　　月　　日）□

知識

項　目／評　価　の　視　点	Check	Check	Check	Check	Check
□ 1. 罨法の目的が言える					
①身体の一部に温熱刺激または寒冷刺激を加えることによって，循環器系，神経系・筋系に作用させる。また，患者の安楽を図る					
②温罨法					
●体温程度の温度は，知覚神経の興奮を静め，鎮静効果がある					
●胃腸管への高温刺激は腸の蠕動が促進される					
③冷罨法					
●寒冷刺激は一般に機能を抑制するので，炎症を抑制したり機能亢進を抑制したりする					
□ 2. 罨法の種類が言える					
①温罨法					
(1)湿性：湿布，湯パップ，ホットパックなど					
(2)乾性：湯たんぽ，あんか，電気毛布など					
②冷罨法					
(1)湿性：冷湿布					
(2)乾性：氷枕，氷囊，氷頸，アイスノン，コールドパックなど					
③温罨法と冷罨法の選択基準が言える（罨法の禁忌について）					

技術・態度

項　目／評　価　の　視　点	Check	Check	Check	Check	Check
□ 3. 患者に説明ができる					
①患者が理解しやすい説明ができる					
［小児の場合］成長・発達に応じた言葉の理解度を考慮する					
［小児の場合］説明対象に家族も含める					
②患者の同意と協力を得ることができる					
□ 4. 温罨法の準備・実施ができる					
①低温熱傷を予防することができる					
●適宜，貼用部位の皮膚の状態を観察できる（皮膚の発赤・炎症など）					
②電気毛布にはカバーを使用し，温度を確認できる					

項目／評価の視点	Check	Check	Check	Check	Check
③電気あんか・湯たんぽを使用する際は，必ず10cm以上離すことができる					
④湯たんぽに使用するお湯の温度（60〜70℃）・栓の確認・湯の量の調節（2/3程度），ゴム製の場合は空気抜きができる					
⑤ホットパックの準備ができる（加温槽の温度：80℃15〜20分，カバーの使用）					
☐ **5. 冷罨法の準備・実施ができる**					
①周囲の水滴を拭き取り，カバーをしてから当てることができる					
②水漏れがないように，使用前にゴムの破損や留め金の効果を確認できる					
③皮膚の状態を観察できる					
④目的の部位以外を冷やさない配慮ができる					
⑤貼用部分の発赤・掻痒感の有無を確認できる					
☐ **6. 後片づけができる**					
①物品は乾燥してから収納できる					
☐ **7. 観察・報告・記録ができる**					
①罨法部位およびその周囲の観察ができる					
②必要時に報告し，記録できる					

3 リラクゼーション ☆〜☆☆☆

(　年　　月　　日)□

知識

項　目／評　価　の　視　点	Check	Check	Check	Check	Check
□ 1. リラクゼーションの目的が言える　☆					
①疲労の回復とそれに伴うエネルギーの保存					
②精神的活動の再生					
③不安に向き合う姿勢の立て直し					
④疼痛の緩和					
□ 2. リラクゼーション体位の特徴と留意点が言える　☆					
①呼吸法（腹式呼吸など）					
②腹式呼吸の方法					
③ポジショニングと呼吸法					

技術・態度

項　目／評　価　の　視　点	Check	Check	Check	Check	Check
□ 3. リラクゼーションの必要物品の選択ができる　☆					
①枕の選択ができる					
②椅子の準備ができる					
③ベッド・バスタオルの準備ができる					
④照明，音などを調整し，静かな環境への配慮ができる　[小児の場合] 子どもの好む音楽を流す，絵本を読む，ビデオを見せる，抱っこ，おんぶをする，トッターを使用するなど					
□ 4. 患者に説明ができる　☆☆〜☆☆☆					
①リラクゼーションの必要性を説明できる					
②患者の普段の呼吸に気づくことができる					
③患者が理解しやすい言葉で説明できる					
④声かけをするときはゆっくりと落ち着いた声を出すことができる					
⑤小さな成功を積み重ねる声かけができる					
□ 5. リラクゼーションの呼吸（指導）ができる　☆☆〜☆☆☆					
①患者の普段の呼吸がわかる					
②（患者が）腹式呼吸を行う					
③（患者が）呼吸のペースをつくる					
④（患者が）吐く息に意識を集中する					
⑤（患者が）リラックス感を実感している					
⑥（患者が）呼吸のペースを整える					
⑦（患者が）息を数える。注意を向ける					

項目／評価の視点	Check	Check	Check	Check	Check
☐ 6. 後片づけができる ☆					
①使用した物品の後片づけができる					
☐ 7. 観察・報告・記録ができる ☆					
①リラクゼーション前後の観察ができる					
②必要時に報告し，記録できる					

12 感染防止の技術

1 標準予防策の実施
2 無菌操作の実施
3 針刺し事故防止対策と事故後の対応
4 洗浄・滅菌・消毒の選択

看護技術

1　標準予防策の実施　☆

（　　年　　月　　日）□

知識

項目／評価の視点	Check	Check	Check	Check	Check
□ 1. 標準予防策の概念が言える					
①病院感染対策は，疾患や診断にかかわらず，すべての患者に適応されることが言える					
②血液・汗を除く体液・粘膜・損傷した皮膚は感染の可能性がある対象として予防策を実施することが言える					
□ 2. 標準予防策の目的が言える					
①患者や医療従事者を感染の危険から守るための対策であることが言える					
②病院感染の発生リスクを減少するための感染防止策であることが言える					
□ 3. 標準予防策の留意点が言える					
①手袋着用の有無にかかわらず，患者と接触する直前・直後に手指衛生を行うことが言える					
②同一患者に対しても，他の部位への二次感染を防ぐために，処置ごとに手指衛生を行うことが言える					
③原則として，速乾性擦り込み式手指消毒剤（アルコールなど）を使用することが言える					
④目に見えて汚染がある場合には，薬用石鹸と流水を用いた手指衛生を行うことが言える					
⑤血液・体液などやそれらに汚染された物品・器具に接触する際には，手袋を着用することが言える					
⑥血液・体液などで衣服が汚染される可能性がある処置やケアを行うときは，ディスポーザブルのガウンやプラスチックエプロンを着用することが言える					
⑦血液・体液などが飛散するおそれがある場合や飛沫感染が起こる処置やケアを行うときは，マスクやゴーグルを着用することが言える					

技術・態度

項目／評価の視点	Check	Check	Check	Check	Check
□ 4. 患者に説明ができる					
①目的・方法・部位・体位・患者の協力方法を説明することができる					
②専門用語でなく，理解しやすい言葉で説明することができる					
③患者の同意を得ることができる					

項目／評価の視点		Check	Check	Check	Check	Check
☐	5. 患者の状態に応じた援助が行える（手指衛生）					
	①時計・指輪を外すことができる					
	②十分に手を濡らして，石鹸を取り，十分泡立てることができる					
	③手のひら→手の甲→指先，爪間の内側→指間→親指→手首の順序で洗える					
	④20秒以上かけて洗うことができる					
	⑤流水で十分に石鹸を洗い流すことができる					
	⑥ペーパータオルで十分に手を乾燥させることができる					
	⑦ごみ箱にノータッチでペーパータオルを捨てることができる					
	⑧速乾性擦り込み式手指消毒剤（アルコールなど）を規定量手に取り，乾燥するまで手をこする					
☐	6. 患者の状態に応じた援助が行える（手袋使用（未滅菌））					
	①装着					
	(1)利き手で小範囲に手袋をつまんで，箱から取り出す					
	(2)反対の手で手首の部分を持ち替える					
	(3)親指の位置を確認する					
	(4)どこにも触れないように利き手に装着する					
	(5)手袋を装着した利き手で，もう片方の手袋をつまんで取り出す					
	(6)手首の部分を持ち替える					
	(7)親指の位置を確認する					
	(8)どこにも触れないようにもう一方の手も同様に装着する					
	②汚染手袋の外し方					
	(1)利き手で一方の手袋の袖口から3 cmの部分をつかむ					
	(2)汚染された手袋の外側が内側になるように指を折った状態で親指を抜く					
	(3)折った指を伸ばし，残りの手袋を外し，利き手の手袋の中で丸めて握る					
	(4)手袋を外した手で利き手の手袋の外側に触れないように袖口に差し入れ，袖口の内側をつかむ					
	(5)手袋をしている利き手を垂直に下ろすと，片方の手袋が中に入った状態で手袋を外す					

項　目／評　価　の　視　点	Check	Check	Check	Check	Check
☐ 7. 患者の状態に応じた援助が行える（ガウンテクニック）					
①装着					
(1)箱から1枚ずつ取り出すことができる					
(2)ディスポーザブルのプラスチックエプロンやガウンの首紐をそっと掛け，外側に触れないように装着することができる					
②着脱					
(1)首の部分の後ろにあるミシン目の片方を強く引いて切ることができる					
(2)腰紐高さまで外側を中にして折り込むことができる					
(3)左右の裾を腰紐の高さまで持ち上げ，外側を中にして折り込むことができる					
(4)後ろの腰紐を切り，一つにまとめて廃棄することができる					
☐ 8. 患者の状態に応じた援助が行える（サージカルマスクの使用）					
①装着					
(1)マスクを皮膚に接する面に触れずに取り出すことができる					
(2)表面の蛇腹が下向きで，マスクの金具が上部にくるように持ち，上部の金具を自分の鼻と頬の形に合わせて曲げることができる					
(3)紐を耳にかけ，金具を自分の鼻に合わせることができる					
(4)蛇腹を下へ引き，鼻・口を十分に覆うことができる					
②着脱					
(1)ゴムの部分を持ち，外すことができる					
☐ 9. 必要物品の準備ができる					
①患者に応じた適切な環境を選択できる					
②速乾性擦り込み式手指消毒剤（アルコールなど）（開封日を記載する）を準備することができる					
［小児の場合］速乾性擦り込み式手指消毒剤（アルコールなど）を部屋に準備することが望ましくない場合は，携帯式速乾性擦り込み式手指消毒剤（アルコールなど）で対応する					
③手袋，ガウン，マスクなどを部屋の入り口に準備できる					

項目／評価の視点	Check	Check	Check	Check	Check
☐ 10. 環境を整えることができる					
①患者や医療者が頻繁に接触する部位（ベッド柵，ドアノブ，スイッチなど）の日常清掃を行うことができる					
②床が血液・体液などで汚染された場合は，感染対策手順に従って，清拭・消毒することができる					
③使用しないもの（不必要なもの）は片づけることができる					
☐ 11. 後片づけができる					
①病室の環境を整えることができる					
②使用物品の後片づけをすることができる（物品に適した取り扱い）					

2　無菌操作の実施　☆

（　　年　　月　　日）□

知識

項　目／評　価　の　視　点	Check	Check	Check	Check	Check
□ 1. 無菌操作の目的が言える					
①創部やカテーテルからの二次感染を起こさず，清潔に保つことが言える					
□ 2. 無菌操作の原則が言える					
①滅菌物は滅菌された鑷子または鉗子を使うか，滅菌手袋を装着してから扱うことが言える					
②滅菌物を取り出すときは，汚染部位に接触しないことが言える					
③無菌操作時には会話を避け，滅菌物や創部の上で動作しないことが言える					
④滅菌物の保管には，ほこりと水を避ける場所を選び，滅菌容器の開放時間はなるべく短くすることが言える					
⑤汚染したものは誰が見てもそれとわかるように処理することが言える					
□ 3. 援助の留意点が言える					
①処置前の標準予防策である手指衛生が重要であることが言える					
②厳重な無菌操作を行うことが言える					
③操作前には，必ず滅菌物の有効期限を確認することが言える					
④滅菌物に傷がなく保管されていることを確認することが言える					

技術・態度

項　目／評　価　の　視　点	Check	Check	Check	Check	Check
□ 4. 患者に説明ができる					
①目的・方法・部位・体位・患者の協力方法を説明することができる					
②専門用語ではなく，理解しやすい言葉で説明することができる					
［小児の場合］成長・発達に応じた言葉の理解度を考慮する					
［小児の場合］説明対象に家族も含める					
③患者の同意を得ることができる					

項目／評価の視点	Check	Check	Check	Check	Check
☐ 5. 必要物品の準備ができる					
①手指衛生を行うことができる					
②無菌操作に十分な広さのワゴン車（2段以上の段があるもの）を準備できる					
③ワゴン車の上段を滅菌物，下段を汚染物と分けて取り扱うことができる					
④創部やカテーテルなどの無菌操作に必要な物品を準備できる					
⑤使用する滅菌物の有効期限，滅菌パック・包みの汚染・破損状況を確認できる					
⑥前記2. ②③を考え，ワゴン車上段の物品配置ができる					
☐ 6. 創部やカテーテルなどの無菌操作に応じた患者の準備が行える					
①プライバシーの確保ができる（カーテンを閉める，処置室への誘導など）					
②必要に応じた部位の露出・体位の保持ができる					
③膿盆を適切な位置に置くことができる					
● 創部消毒の場合は，創感染が疑われる，あるいは創感染している場合は，ディスポーザブル膿盆あるいはビニール袋を準備する					
● 感染症患者のカテーテルなどの挿入時は，ディスポーザブル膿盆あるいはビニール袋を準備する					
☐ 7. 無菌操作ができる					
①鉗子立ての取り扱いができる					
● 鉗子立てから鉗子を取り出すときは，上1/3を持つことができる					
● 柄を握って垂直に取り出すことができる					
● 鉗子類は常に先端が下向きになるようにして持つことができる					
②消毒綿球を清潔に渡すことができる					
● 消毒綿球の消毒液の量を適当量にすることができる					
● 相手が綿球を取りやすくするため，鑷子での綿球把持は，綿球の真ん中を最小限に把持することができる					
● 綿球を渡すときは，相手の鑷子より高い位置で渡すことができる					
③適切な消毒ができる					
● 綿球の動かし方は，中心から外側にすることができる（絶対に逆の動きをしない）					
● 1動作1個の綿球で行うことができる					

12 感染防止の技術

2 無菌操作の実施

項目／評価の視点	Check	Check	Check	Check	Check
④詳細は「膀胱内留置カテーテルの挿入と管理（26ページ）」「中心静脈内注射の準備・介助・管理（117ページ）」「創傷処置（82ページ）」の各項参照					
☐ 8. 観察ができる					
①患者の訴えを聴くことができる					
②一般状態を観察することができる					
③手術部位・感染部位などに応じた皮膚の状態を観察することができる					
☐ 9. 後片づけができる					
①患者の寝衣や体位を整えることができる					
● 創部消毒の場合は，ガーゼの固定や腹帯を装着することができる（詳細は「創傷処置」の項（82ページ）参照）					
● カテーテルなどの挿入時は，適切な部位の固定をし，寝衣を整える					
● 安楽な体位にすることができる					
②使用物品の後片づけをする（物品に適した取り扱い）					

3　針刺し事故防止対策と事故後の対応　☆

（　　年　　月　　日）□

知識

項目／評価の視点	Check	Check	Check	Check	Check
□ 1. 針刺し事故防止対策の意義が言える					
①すべての血液・体液を感染源と認識した針刺し事故防止対策ができる					
②患者・家族を針刺し事故から防止できる					
□ 2. 援助の留意点が言える					
①針をリキャップしない					
②注射器などを運ぶときは，トレイなどを使用する					
③翼状針の針先が踊らないように，翼をしっかりと持って作業する					
④使用後の注射器や注射針などは素手で扱わない					
⑤使用後の注射針などは放置せず，すぐに廃棄する					
⑥使用後の注射針などは，必ず使用者が責任をもって廃棄する					
⑦血液・体液からの感染の可能性を考えてすべての援助にあたる					

技術・態度

項目／評価の視点	Check	Check	Check	Check	Check
□ 3. 患者に説明ができる					
①目的・方法・部位・体位・患者の協力方法を説明する					
②専門用語でなく，理解しやすい言葉で説明する [小児の場合] 成長・発達に応じた言葉の理解度を考慮する [小児の場合] 説明対象に家族も含める					
③患者の同意を得る					
□ 4. 安全に針などを取り扱うことができる					
①病室への往復などで，注射器や注射針などを運ぶときは，必ず1患者1トレイを励行し，運ぶことができる					
②注射針などを取り扱うときには，必要時手袋を装着することができる					
③専用廃棄容器（MDボックス）が配置されていない病室などで注射針などの処置をするときは，携帯式針捨てボックスを携行することができる					

12　感染防止の技術

項目／評価の視点	Check	Check	Check	Check	Check
④注射針などを取り扱うときはリキャップをせず，速やかに専用廃棄容器（MDボックス）あるいは携帯式針捨てボックスに捨てることができる					
⑤抜針後の針を持ったまま，他の動作を行わないことができる（同時操作回避の原則を守ることができる）					
⑥翼状針の針先が踊らないよう，翼をしっかりと持って作業することができる					
⑦使用後の注射器・注射針は他者へ手渡すことなく，速やかに専用廃棄容器（MDボックス）あるいは携帯式針捨てボックスに捨てることができる					
⑧注射針などを取り扱うときは，必要な照度と作業スペースを確保することができる					
⑨意識障害・不穏や小児などに注射針などを使用しての処置を行う場合は，安全確保のために他者への協力を求めることができる					
⑩慌てず，冷静に，一つずつ処置することができる（一呼吸の原則）					
☐ 5. 各病院の基準に沿って針刺し事故後の対応（報告）ができる					
①注射針などによる刺し傷や切り傷の場合は，流水下で受傷部を搾り出すように十分洗浄した後に，消毒用エタノールなどで消毒することができる					
②目などに血液が飛んだときは多量の水により洗浄し，ポリビニールアルコールヨウ素剤（イソジン点眼）などで医師の指示に従い，消毒することができる					
③無傷の場合でも，手指などが血液・体液などに触れた場合は，流水で十分に洗浄し，速乾性擦り込み式手指消毒剤で消毒することができる					
④針事故発生時に速やかに所属管理者に報告できる					
⑤院内の「針事故取り扱い」要綱などに従い，採血・所定報告書および公務災害の申請書への記入・産業医への報告など必要なことができる					

4 洗浄・滅菌・消毒の選択 ☆

知識

(　年　　月　　日) □

項　目 ／ 評　価　の　視　点	Check	Check	Check	Check	Check
□ 1. 洗浄・滅菌の目的が言える					
①洗浄・消毒・滅菌レベルを適切に運用し，感染成立の条件（病原体の存在，十分な病原性の存在，十分な量の病原体）が整わないように感染防止を行うことが言える					
□ 2. 洗浄・滅菌・消毒の留意点が言える					
①器材の種類に応じた洗浄・消毒・滅菌の適切な処理方法を選択できる					
②生体の無菌域に侵入する器材は滅菌が必要であることが言える					
③粘膜や損傷皮膚と接する器材は洗浄後，消毒することが言える					
④無傷の皮膚または皮膚と接触しない器材は洗浄のみ，または洗浄後に消毒することが言える					
⑤使用後の器材放置時間が短いほど洗浄効果が上がることが言える					
⑥周囲環境への汚染拡散を最小限にすることが言える					
⑦清潔区域と汚染区域を交差させないことが言える					

技術・態度

項　目 ／ 評　価　の　視　点	Check	Check	Check	Check	Check
□ 3. 洗浄ができる					
①病棟で一次消毒をする場合					
(1)器材使用後は，用手洗浄で速やかに処理することができる					
(2)器材洗浄専用の流し台を決めて行うことができる					
(3)器材洗浄作業者は防水エプロン，ゴム手袋，フェイスシールドなど防護用具を使用することができる					
(4)専用容器内で水を溜めた中で付着物を除去してブラッシングすることができる					
(5)付着物除去後の器材はすすぎ洗いを十分に行った後，乾燥させることができる					
(6)洗浄・乾燥させた器材は保管場所を決め，密閉容器に収納することができる					
(7)洗浄した器材を清潔器材と交差させないようにすることができる					

12 感染防止の技術

項　目／評　価　の　視　点	Check	Check	Check	Check	Check
②中央滅菌材料室で一次消毒をする場合					
(1)使用済器材は，専用の密閉容器に収納することができる					
☐ 4. 消毒ができる					
①耐熱性かつ耐水性の器材の消毒には熱水消毒を第一選択とする					
②消毒対象物の形状や素材，大きさに応じて浸漬法，清拭法，散布法，還流法を選択できる					
③高レベル消毒，中レベル消毒，低レベル消毒に沿って対象が選択できる					
④各病院の消毒薬使用指針に沿って消毒薬を選択できる					
☐ 5. 滅菌ができる					
①滅菌物を取り扱う前には，必ず手指衛生ができる					
②使用時には化学的インジケーターの変色がないか確認し，異常時は使用しないと判断できる					
③使用時は包装の破れ，ピンホールの存在，水による濡れ・汚染の有無を確認し，異常時は使用しないと判断できる					
④使用時には有効期限を確認し，異常があれば使用しない					
☐ 6. 環境を整えることができる					
①高濃度消毒剤（グルタールアルデヒド，オルトフタルアルデヒド）使用の際はマスク・手袋・換気をする					

1 誤薬防止の手順に沿った与薬
2 薬剤曝露・放射線被曝防止策の実施
3 患者誤認防止策の実施
4 転倒・転落防止策の実施

13 安全確保の技術

看護技術

1　誤薬防止の手順に沿った与薬　☆

（　　年　　月　　日）□

知識

項目／評価の視点	Check	Check	Check	Check	Check
□ 1. 誤薬防止の手順を遵守する目的が言える					
①安全・確実な与薬を行う					
□ 2. 指示受けおよび与薬時の留意点が言える					
①安全・確実な与薬のための院内ルールがわかる					
②安全・確実な与薬を実施するための留意点が言える					
●患者情報の正確な把握に努める					
●薬剤情報（薬効，警告，慎重投与，相互作用，副作用，禁忌）を十分に把握する					
●患者の状態に合った安全・適切な薬剤の選択をする					
●チーム医療を徹底する					
●EBM に基づいた治療方針と与薬内容の説明ができる					
③処方箋の法的記載事項について言える（患者氏名・年齢または生年月日・処方箋発行年月日・医師氏名・診療科または病棟名・薬品名および分量・用法（1日○回△後）・用量（与薬日数））					
④指示受けおよび与薬時の留意点が言える					
●指示内容を確認し，疑問があれば指示した医師に必ず問い合わせる					
●与薬は大切な治療法であり，それに関わる看護職の責任が重要である					
●与薬行為は，誤薬を防止する観点から集中して行う					
●与薬車は取り間違いや紛失を防止するためにも整然と管理する					
●与薬トレイは 1 患者 1 トレイを徹底する					
●医薬品情報には絶えず関心をもち，十分に理解して与薬業務にあたる					
●患者のアレルギー・過敏症などを確認する					
●指示受けは，原則として担当看護師が行う					

項目／評価の視点	Check	Check	Check	Check	Check
● 指示内容は，診療録（処方箋・指示簿など）への記載を原則とし，口頭指示は避ける．やむを得ず口頭指示を受ける場合は，必ずメモを取り復唱をする．その後，口頭指示内容は，看護記録に明記し，後で指示医に診療録への記載を求める					
● 指示内容の確認は慎重に行う（患者氏名・薬品名・処方箋発行年月日・一回与薬量・与薬時間・与薬方法（内服・舌下・坐薬・外用）・新規・継続・変更）					
● 不明確な指示は再確認することを徹底する					
● 同姓同名の患者の区別を行う（同室を避ける，同じモジュールにしない，ナースステーションでの周知方法の検討など）					
● 持参薬や患者の常備薬の確認を行う					

技術・態度

項目／評価の視点	Check	Check	Check	Check	Check
☐ 3. 誤薬防止の具体策を取ることができる					
①誤薬防止の具体策として，以下のことを実施することができる					
● 指示内容を確認し，疑問があれば指示した医師に必ず問い合わせることができる					
● 与薬行為を集中して行うことができる					
● 与薬車の整理・整頓ができる					
● 与薬トレイの使用は，1患者1トレイを徹底できる					

項 目／評 価 の 視 点	Check	Check	Check	Check	Check
●与薬前には必ず，患者のアレルギー・過敏症などを確認することができる					
●指示受けは，原則として担当看護師が行う					
●指示内容の確認は，診療録（処方箋・指示簿など）を原則とし，口頭指示は避ける。やむを得ず口頭指示を受ける場合は，必ずメモを取り復唱をする。その後，口頭指示内容を看護記録に明記し，後で指示医に診療録への記載を求めることができる					
●指示内容の確認は慎重に行うことができる（患者氏名・薬品名・処方箋発行年月日・一回与薬量・与薬時間・与薬方法（内服・舌下・坐薬・外用）・新規・継続・変更）					
●不明確な指示は，医師に再確認することができる					
●与薬前に，必ず同姓同名の確認をすることができる					
②薬剤受領時の確認ができる					
●指示の内容と薬袋の記載内容との確認ができる（患者氏名・薬品名・処方箋発行年月日・一回与薬量・与薬時間・与薬方法（内服・舌下・坐薬・外用）・新規・継続・変更）					
●薬袋に記載されている薬品名と袋の中身とが合致しているかの確認ができる					
③与薬時の確認（看護師管理の場合）ができる					
(1)原則として，担当看護師が与薬するよう業務調整をすることができる					
(2)与薬時の確認ができる（氏名・薬品名・与薬量・与薬時間・与薬方法（内服・舌下・坐薬・外用））					
(3)確実に患者確認できる方法で，患者確認することができる					
●ベッドサイドで確認					
●ベッドネームまたはリストバンドで確認					
●指差し呼称確認					
●フルネームを名乗っていただいて確認					
(4)患者・家族とともに薬の確認をし，その後に与薬をすることができる					
(5)患者の理解度や嚥下機能に応じた服薬方法を選択できる					
(6)薬の飲み込みまでを確認することができる					

項目／評価の視点	Check	Check	Check	Check	Check
④与薬時の確認（自己管理の場合）ができる					
(1)指示どおり服薬しているかの確認ができる					
(2)定期的な残薬の確認ができる					
(3)残薬を発見した場合は，服薬指導の強化と自己管理の適否の検討をすることができる					
☐ **4. 投薬・与薬過誤時の対応ができる**					
①主治医および看護師長あるいは上席看護師に正確に報告することができる					
②口腔内にある時点で発見あるいは気づいた場合は，服用を中止することができる					
③内服後の発見あるいは気づいた場合は，身体・精神上の変化を観察することができる					
④必要時，看護記録を経時記録に切り替え，詳細に正確に記録することができる					
⑤インシデント・アクシデントレポートを速やかに書くことができる（看護実践における管理的側面「1 安全管理」の項（222ページ）参照）					

2　薬剤曝露・放射線被曝防止策の実施　☆☆〜☆☆☆

(　年　　月　　日) □

知識

項目／評価の視点		Check	Check	Check	Check	Check
□	1. 薬剤曝露・放射線被曝の防止の目的が言える　☆☆					
	①薬剤曝露防止の目的が言える					
	②放射線被曝防止の目的が言える					
□	2. 薬剤曝露・放射線被曝の防止の特徴が言える　☆☆					
	①薬剤曝露防止の種類が言える					
	②放射線被曝防止の種類が言える					
□	3. 薬剤曝露・放射線被曝の防止の留意点が言える　☆☆					
	①薬剤曝露防止の方法が言える					
	②放射線被曝防止の方法が言える					

技術・態度

項目／評価の視点		Check	Check	Check	Check	Check
□	4. 患者に説明ができる　☆☆☆					
	①目的，方法，体位，時間の説明をすることができる					
	②専門用語でなく，わかりやすく理解しやすい言葉で説明することができる					
	③患者の同意と協力を確認することができる					
□	5. 薬剤曝露・放射線被曝の防止の物品の選択ができる　☆☆☆					
	①薬剤曝露の場合（手袋，ガウン，帽子など，マスク，めがね）					
	②放射線被曝の場合（プロテクター・フィルムバッジなど）					
□	6. 薬剤曝露・放射線被曝の防止の具体策を取ることができる　☆☆☆					
	①薬剤曝露防止の院内手順に準じることができる					
	②放射線被曝防止の院内手順に準じることができる					
□	7. 後始末ができる　☆☆☆					
	①物品の後片づけができる					
□	8. 観察・報告・記録ができる　☆☆☆					
	①被曝時の観察ができる					
	②被曝時の報告・記録ができる					

3　患者誤認防止策の実施　☆

（　　年　　月　　日）□

知識

項目／評価の視点	Check	Check	Check	Check	Check
□ 1. 患者誤認防止の目的が言える					
①安全・確実な医療・看護の提供					
□ 2. 患者誤認防止の特徴が言える					
①患者誤認のリスクについて言える					
②ヒューマンエラーについて言える					
□ 3. 患者誤認防止の留意点が言える					
①患者の意志や状態に応じた確認方法が言える					
●フルネームで確認する					
●患者に氏名を名乗ってもらう					
●ネームバンドで確認する					
●チームメンバーとダブルチェックで確認する					
●与薬・処置時は指差し呼称確認をする					
②患者の協力を得る事項が言える					
●「患者誤認防止策」としてのネームバンド着用					
●処置・検査・与薬などを実施する都度の確認について説明					

技術・態度

項目／評価の視点	Check	Check	Check	Check	Check
□ 4. 患者に「患者誤認防止策」としてのネームバンド着用について説明できる					
①目的，方法，ネームバンドでの確認をする場合などについて説明することができる					
②専門用語でなく，わかりやすく理解しやすい言葉で説明することができる					
［小児の場合］成長・発達に応じた言葉の理解度を考慮する					
［小児の場合］説明対象に家族も含める					
③患者の同意と協力を確認することができる					
□ 5. 患者誤認防止の具体策を実施できる					
①患者誤認防止の具体策は各病院の方法に準じ実施することができる（含む，外泊・外出時）					

項　目／評　価　の　視　点	Check	Check	Check	Check	Check
②入院時，患者の承諾を得て，患者名を記入するネームバンドを装着することができる					
●入院時患者の承諾を得ることを原則とし，患者の意識がない場合には，家族や複数の職員で確認することができる					
●処置などの関係で手首に装着することが困難な場合，足首などへの装着も考えることができる					
●ネームバンドへの記入や装着時の患者誤認もあり得るということを考慮し，慎重に行うことができる					
●ネームバンドの記名ミスを防ぐために，患者もしくは家族の協力を求め，一緒に確認することを依頼できる					
●ネームバンドに記入する項目は，患者のプライバシーに配慮し，必要最小限の情報とすることができる					
③患者の意識・状態に応じた患者誤認防止策の決定・評価・修正をすることができる					
④患者確認は必ずフルネームで行うことができる					
⑤患者に与薬や処置を行うときは，その都度，伝票類の記名確認は指差し呼称で行うことができる					
⑥ネームバンドによる皮膚のかぶれなどを観察することができる					
☐ 6. 後片づけができる					
①使用したネームバンドは，退院時に患者より切り離すことができる					
☐ 7. 患者誤認時の対応ができる					
①主治医および看護長あるいは上席看護師に正確に報告することができる					
②誤認内容に応じた速やかな対応を実施することができる					
③必要時，看護記録を経時記録に切り替え，詳細に正確に記録することができる					
④インシデント・アクシデントレポートを速やかに書くことができる（看護実践における管理的側面「1 安全管理」の項（222ページ）参照）					

4　転倒・転落防止策の実施　☆

（　　年　　月　　日）□

知識

項目／評価の視点	Check	Check	Check	Check	Check
□ 1. 転倒・転落防止の目的が言える					
①患者側の要因が言える					
②ケア提供者側の要因が言える					
③環境（施設・設備）の要因が言える					
□ 2. 転倒・転落防止策が言える					
①一般的な防止策が言える					
●危険度評価をする必要性がわかる					
●患者・家族への説明と協力の要請					
●環境の整備					
●日常の注意事項					
②個別的防止策が言える					
●転倒・転落防止のフローチャート					
●転倒・転落アセスメントスコアシート					
●転倒・転落危険度別対応策					
③転倒・転落が生じたときの対応					
●対応のフロー					
●転倒・転落チェックシート					
●看護記録記載のポイント					
□ 3. 転倒・転落防止の留意点が言える					
①転倒・転落の危険度が高い患者情報を確認する					
②転倒・転落の危険度が高い患者・家族への十分な説明を行う					
③転倒・転落の危険度が高い患者への抑制は最小限とする					
④抑制を必要とする場合は，医師による評価と指示を確認する					
⑤日常生活援助における留意事項がわかる					
●観察・巡視を密にする					
●移動中は目を離さない，安全確保をしてから目を離す					
●体位変換・トランスファーは正しい方法で行う					
●転倒・転落防止用品の使用					
●抑制は基準に従い，適切な方法で行う					
●危険度評価は繰り返し行う					

13　安全確保の技術

技術・態度

項 目／評 価 の 視 点	Check	Check	Check	Check	Check
☐ 4. 患者に説明ができる					
①安全・安楽な入院生活を行ううえで，転倒・転落防止の必要性や具体的方法が説明できる					
②専門用語でなく，わかりやすく理解しやすい言葉で説明できる					
［小児の場合］成長・発達に応じた言葉の理解度を考慮する					
［小児の場合］説明対象に家族も含める					
③患者・家族の同意と協力を確認することができる					
☐ 5. 転倒・転落防止策を講じることができる					
①転倒・転落防止のフローに従い，「転倒・転落アセスメントスコアシート」を記載することができる					
②「転倒・転落アセスメントスコアシート」の記載から，転倒・転落危険度を算定することができる					
③患者に合った転倒・転落危険度別対応策を計画することができる					
④カンファレンスで情報の共有を図ることができる					
⑤予防策を実施し，その結果を把握することができる					
⑥転倒・転落危険度を再評価することができる（予防策の評価・修正）					
☐ 6. 転倒・転落防止の物品の選択ができる					
①ベッドに付属しているベッド柵（必要時スペンサーを使用），安楽枕					
②センサー（離床センサー）					
☐ 7. 転倒・転落防止の具体的留意点に配慮しながら実施ができる					
①ベッド周囲，②歩行（廊下・階段），③トイレ，④夜間トイレ介助時，⑤浴室，⑥歩行補助具使用時，⑦移動・搬送時，⑧診療放射線科受診時，⑨検査科受診時					
☐ 8. 後片づけができる					
①物品の後片づけができる					
☐ 9. 観察・報告・記録ができる					
①転倒転落のアセスメント項目の観察ができる					
②必要時に報告記録ができる（計画立案・記載項目・注意事項）					

項目／評価の視点	Check	Check	Check	Check	Check
☐ 10. 転倒・転落が生じたときの対応					
①迅速・的確・誠実に対応することができる					
②影響を最小限に食い止めることができる					
③一人で対応せず，応援を求めることができる					
④患者の状態を迅速に観察・確認することができる					
⑤主治医および看護長あるいは上席看護師に正確に報告することができる					
⑥必要時，看護記録を経時記録に切り替え，詳細に正確に記録することができる					
⑦インシデント・アクシデントレポートを速やかに書くことができる（看護実践における管理的側面「1 安全管理」の項（222ページ）参照）					

1 精神保健福祉法と行動制限
2 精神科における安全
 （離院・自殺・他害（暴力）・窒息）
3 コミュニケーションⅠ
4 コミュニケーションⅡ
5 コミュニケーションⅢ

14 精神科看護の技術

看護技術

1　精神保健福祉法と行動制限　※　☆

（　　年　　月　　日）□

知識

項　目／評　価　の　視　点	Check	Check	Check	Check	Check
□ 1. 精神保健福祉法の目的が言える					
①精神障害者の医療および保護					
②精神障害者の社会復帰の促進					
③精神障害者の自立と社会経済活動への参加の促進のために必要な援助					
④国民の精神的健康の保持増進					
□ 2. 精神保健福祉法に規定されている患者の処遇について言える					
①精神保健福祉法第36条・第37条関係					
②行動制限の定義					
③厚生労働大臣が定める処遇の基準の基本理念					
④通信・面会について（基本的な考え方，信書に関すること，電話に関すること，面会に関すること）					
⑤対象となる患者					
⑥任意入院者の開放処遇の制限について（基本的な考え方，対象となる患者，遵守事項）					
□ 3. 入院形態の種類と特徴が言える					
①措置入院（自傷他害のおそれ，精神保健指定医2名以上の一致）					
②緊急措置入院（自傷他害のおそれ，入院期間の制限，本診察（後追い診察））					
③医療保護入院（保護者の同意（精神保健福祉法第33条第1項），扶養義務者の同意（第33条第2項），精神保健指定医による診察，緊急時の特例）					
④任意入院（同意書，開放処遇の原則，退院制限）					
⑤応急入院（入院期間の制限，精神保健指定医の診察，緊急時の特例）					
□ 4. 措置入院（緊急措置入院）の流れが言える					
①行政処分としての強制入院					
②申請・通報・届出に基づく診察（精神保健福祉法第23条～第26条の3）					
③診察の通知					
④精神保健指定医による診察					
⑤入院できる病院（国または自治体病院，指定病院）					

項目／評価の視点	Check	Check	Check	Check	Check
☐ 5. 隔離について基本的な考え方が言える					
①隔離の定義					
②対象となる患者					
③遵守事項					
④隔離および隔離解除の判断					
☐ 6. 身体的拘束について基本的な考え方が言える					
①身体的拘束の定義					
②対象となる患者					
③遵守事項					
④身体的拘束および拘束解除の判断					
☐ 7. 人権擁護に関する制度が言える					
①精神医療審査会の役割（退院請求・処遇改善・入院形態の適正）					
②退院請求・処遇改善請求					
③告知義務					

技術・態度

項目／評価の視点	Check	Check	Check	Check	Check
☐ 8. 隔離室使用中の患者の基本的なケアが提供できる					
①隔離室使用の理由をわかりやすく説明できる					
②患者の症状により了解できないときは，落ち着いたときに説明し治療に協力を求めることができる					
③自殺予防のため身体を点検することができる（女性の場合は，パンティストッキングなどの下着に注意する）					
④不要なものを隔離室内に置かない					
⑤入室は複数で行うなど，事故防止を図ることができる					
⑥受容的に接し，統一した態度で，安心・安全を提供することができる					
⑦患者の希望は医師の許可の範囲内でできる限り対応できる					
⑧洗面・入浴など患者および部屋の衛生管理に配慮できる（環境整備）					
⑨入退室時の施錠の確認ができる					
⑩設備（扉・トイレ・冷暖房・床・天井・壁・室内灯など）の点検ができる（破損・故障か所は，ただちに修理する）					

項 目／評 価 の 視 点	Check	Check	Check	Check	Check
☐ 9. 隔離室使用中の観察・記録ができる					
①定期的に巡回し，精神状態を観察できる					
●表情や言動，意思の疎通性，睡眠状況，清潔の保持					
②身体的変化を観察し，異常の早期発見に努める					
●食事・水分の摂取量，排泄状況（尿閉・便秘・イレウス），皮膚の状態，外傷の有無					
③院内の基準に沿った観察・記録ができる					
☐ 10. 身体的拘束が適切に行える					
①患者の体格ならびに抑制部位に合わせた適切な抑制用具の選択ができる					
②ベッド上での身体的拘束（上肢・下肢・体幹（胴）・肩）ができる					
③適切な強さでの抑制ができる（抜けず，締め過ぎず）					
④静脈血栓・肺血栓塞栓症の予防対策（水分・マッサージ・下肢の運動・弾性ストッキングなど）ができる					
⑤ルート類との位置関係を把握し，自己抜去の危険性を排除できる					
☐ 11. 身体的拘束中の患者の基本的なケアが提供できる					
①身体的拘束の理由をわかりやすく説明し，できるだけ協力を得ることができる					
②患者の症状により了解できないときは，落ち着いたときに説明し治療に協力を求めることができる					
③患者対応は複数で行うなど，事故防止を図ることができる					
④受容的に接し，統一した態度で，安心・安全を提供できる					
⑤同一体位を避け，定期的に体位交換ができる					
⑥口腔ケア・洗面・清拭などの清潔保持ができる					
⑦強制的な床上臥床となるので，食事摂取量や排泄などには十分な観察とケアができる					
⑧運動不足・水分不足による静脈血栓，肺血栓塞栓症，便秘，イレウスなどの症状の観察および予防的ケアができる					
☐ 12. 身体的拘束中の観察・記録ができる					
①定期的に巡回し（隔離よりも頻回），精神状態を観察できる					
●表情や言動，意思の疎通性，睡眠状況，清潔の保持を把握					

項 目／評 価 の 視 点	Check	Check	Check	Check	Check
②身体的変化を観察し，異常の早期発見に努める					
●食事・水分の摂取量，排泄状況（尿閉・便秘・イレウス），皮膚の状態，外傷の有無，ストレスによる胃潰瘍					
③危険物の有無を確認できる					
④身体拘束具の安全性の確認ができる（壊れていないか，ボロボロになっていないかなど）					
⑤身体的拘束による二次的障害（運動・知覚障害，擦過傷，血行障害，褥瘡など）の有無を確認できる					
⑥四肢の各関節の可動域や違和感，機能的障害（肩部痛・上腕痛など）を確認できる					
⑦院内基準に沿った観察・記録ができる					

※精神保健福祉法＝精神保健及び精神障害者福祉に関する法律

2　精神科における安全（離院・自殺・他害（暴力）・窒息）　☆☆

（　　年　　月　　日）☐

知識

項目／評価の視点	Check	Check	Check	Check	Check
☐ 1. 離院のおそれがある患者の特徴が言える					
①退院・外出希望が頻回					
②病識に乏しい					
③幻覚・妄想に支配されている					
④拒薬傾向					
⑤措置入院・鑑定入院					
⑥自殺企図・希死念慮が強い					
⑦処遇改善などの希望が頻回					
☐ 2. 自殺のおそれがある患者の特徴が言える					
①自殺企図・希死念慮がある					
②自殺企図の既往					
③うつ病・うつ状態の患者					
④抑うつ状態にありながら，身辺整理を始める					
⑤沈み込んでいる					
⑥人との接触を避ける					
☐ 3. 他害のおそれがある患者の特徴が言える（対他者暴力）					
①幻覚・妄想が活発					
②入院・治療の必要性が理解できていない					
③家族・職員・他患者の言動（対応）に強く反応を示す					
☐ 4. 窒息のおそれがある患者の特徴が言える					
①盗食がある					
②早食い・丸飲み					
③向精神薬による強い眠気					
④食事を自室に持ち帰る（特に，パン・バナナなどの詰まりやすい食べ物）					
⑤処置後の覚醒が不十分					
⑥異食					
⑦高齢者・咀嚼力低下					
⑧嚥下困難					

技術・態度

項 目 ／ 評 価 の 視 点	Check	Check	Check	Check	Check
（離院）					
☐ 5. 離院の防止策が取れる					
①措置患者など注意を要する患者の外出（検査・外来受診・作業療法・散歩など）は，2名以上の看護師が付き添う					
②ドアの開閉時の患者の言動に注意できる					
③集団で外出する場合は，看護師が対応できる範囲の人数で行える					
④確実な施錠とその確認ができる					
⑤在棟患者数を適宜把握できる					
☐ 6. 離院発生時の対応ができる					
①看護（師）長・医師・看護部（科）に報告できる					
②離院時の患者の服装や身体的特徴を確認し，手分けしてただちに院内および周辺を探すことができる					
③家族などへの連絡ができる					
④必要時，所轄の警察署に捜索願いを提出できる					
⑤自傷・他害のおそれがある場合は，精神保健福祉法第39条に則り対応できる					
⑥院内のマニュアルに沿った報告ができる					
⑦離院時間および対応した時間を把握し記録できる					
⑧インシデント・アクシデントレポートの提出ができる					
（自殺）					
☐ 7. 自殺防止策が取れる					
①注意を要する患者の言動に注意できる					
②患者の訴えを十分に聴き，その患者の危険（悪化）サインを把握できる					
③頻回に巡回することができる（特にカーテンを閉めているときは要注意）					
④目の届きやすい部屋に移動することができる					
⑤危険物の除去（必要時持ち物点検）や環境整備ができる					
⑥負担にならない程度の気分転換ができる					
☐ 8. 自殺発生時の対応ができる					
①ただちに応援を呼び救命処置を行うことができる					
②医師・看護部（科）への連絡ができる					
③家族への連絡ができる					
④絞首の場合，原則として紐の結び目を残して切り，患者を降ろすことができる（救命を最優先する場合はこの限りではない）					

項目／評価の視点	Check	Check	Check	Check	Check
⑤死亡した場合は，現場保存することができる					
⑥他患者への配慮ができる					
⑦発見時間・発見場所・位置・処置・経過を正確に把握し記録できる					
⑧インシデント・アクシデントレポートの提出ができる					
(他害（暴力）)					
☐ 9. 他害の防止策が取れる					
①患者の不満・不安を十分に聴くことができる					
②人間関係の調整を図ることができる					
③他害対象者から物理的な距離を取ることができる（部屋の移動や食堂のテーブルの位置の変更など）					
④必要時，時間的距離を置くことができる（他患者と時間をずらして，服薬・食事・入浴など）					
⑤患者の注意サインを把握できる					
⑥危険物の確認と除去ができる					
☐ 10. 他害発生時の対応ができる					
①けんかの場合，両者を別にして話を聴くことができる					
②医師に報告し，必要時身体的応急処置を行うことができる					
③興奮が激しいときは，医師の指示を受け処置を行うことができる（行動制限を含む）					
④対応困難時，応援を求めることができる					
⑤一時的に静かな環境（空間）に移すことができる					
⑥患者が落ち着いたら話を聴き原因を探り，患者とともに対応策を考えることができる					
⑦インシデント・アクシデントレポートの提出ができる					
(窒息)					
☐ 11. 窒息の防止策が取れる					
①患者に適した食事形態が取れる					
②観察しやすい食事時の患者の配置ができる					
③面会者の差し入れや患者間の食べ物のやりとりに注意できる					
④ベッド周辺の整理整頓ができる					
☐ 12. 窒息発生時の対応ができる					
①ただちに異物除去ができる（ハイムリック法・吸引器・掃除機など）					
②ただちに応援を呼び，救命処置ができる					
③発見時間・発見場所・処置・経過を正確に把握し記録できる					
④インシデント・アクシデントレポートの提出ができる					

3　コミュニケーションⅠ　☆

(　　年　　月　　日)□

知識

項目／評価の視点	Check	Check	Check	Check	Check
□ **1. 一般的なコミュニケーションの特性が言える**					
①コミュニケーションの定義・特性が言える					
②言語的コミュニケーションの特性が言える（言葉や文字・記号による情報伝達手段，全体の7％）					
③非言語的コミュニケーションの特性が言える（表情・視線・仕草・態度・タッチング・距離・空間や時間の共有など言葉によらない情報伝達手段，全体の93％，「真の思い」)					
④社交的コミュニケーションの特性が言える（何気ない，さりげない，あたりさわりのない話題からの会話の導入，緊張の緩和）					
□ **2. 精神科におけるコミュニケーションの治療的意味が言える**					
①効果的対人関係は，患者の自然治癒力を促進することが言える					

技術・態度

項目／評価の視点	Check	Check	Check	Check	Check
□ **3. 患者とコミュニケーションが取れる**					
①勤務の始まりと終わりに患者に挨拶することができる					
②一緒に過ごす時間を多くもつことができる					
③患者の不安や悩みを知っている					
④社交的コミュニケーションを用いて，話題の導入を図ることができる					
●あたりさわりのない話題：「桜の花がきれいですね」「今日は寒いですね」など					
●観察したことの表現：「ヘアスタイル変えました？」「かわいい服ですね」など					
●さりげない問いかけ：「昨日は眠れましたか？」など					
⑤看護師の自己提供：「今，私は時間がありますけど……」「私でよければ，お手伝いしますが……」など					
⑥看護師の心配の表明：「何か心配ごとがあるように見えるけど……」「食事が食べられないようで心配なんだけど……」など [小児の場合] 年齢や発達段階を考慮し，理解度に合わせた，わかりやすい言葉で話しかけることができる					

	項目／評価の視点	Check	Check	Check	Check	Check
☐	4. 家族とコミュニケーションが取れる					
	①面会時，挨拶ができる					
	②家族にねぎらいの言葉をかけられる					
☐	5. スタッフとの連携が取れる					
	①プライマリナースと患者情報を共有することができる					
	②治療方針・ケア方針を定期的に確認できる					
	③必要な情報を提供することができる					
☐	6. 他部門との連携が取れる					
	①外来・検査科・作業療法・PSW・薬剤科・栄養科などと必要時連携を取ることができる					

4　コミュニケーションⅡ　☆☆

(　　年　　月　　日) □

知識

項目／評価の視点	Check	Check	Check	Check	Check
□ 1. 精神科におけるコミュニケーションの特性が言える					
①自己の性格・性質・傾向					
②相手の状況や心理状態，周囲の状況を考慮					
③グループダイナミクス					
□ 2. 専門的コミュニケーション					
①意図をもったコミュニケーション					

技術・態度

項目／評価の視点	Check	Check	Check	Check	Check
□ 3. 患者とコミュニケーションが取れる					
①距離感や位置関係・角度に配慮できる					
●距離は「近過ぎず，遠過ぎず」(通常，70cmより近いと心理的に自分のエリアに侵入されていると感じる)					
●目線の高さを合わせる					
●斜め，横並びの位置関係					
●適宜，視線を外せる位置関係(視線が合ったままだとお互いに緊張を生じる)					
●心理的距離(冷静さ)の保持(患者の言動に看護師が感情的に巻き込まれ，陰性感情を患者にぶつけてしまうおそれが生じる)					
②タッチング(異性の患者や拒絶の強い患者に対しては，不用意なタッチングは要注意)					
③場の雰囲気に配慮できる					
●不安や緊張を募らせることのない「場作り」や「雰囲気作り」					
●安全・安心の言葉かけ					
●患者の表情・態度(非言語的コミュニケーション)から，患者の状況を読み取る					
●状況によって，無理にコミュニケーションは取らない					

項目／評価の視点	Check	Check	Check	Check	Check
④看護師が感じたことを表現できる					
●感情を表現：「○○さんにそう言われて，嬉しいです」「よかったですね。私も嬉しいです」など					
●考えを表現：「○○さんの考えを伺って，ちゃんと自分のことを考えていらっしゃると思いました」など					
●感じたこと：「とても辛そうに見えますよ」「疲れていらっしゃるようですね」など					
●心配の表明：「栄養不足で体力が落ちちゃうんじゃないかと心配で……」など					
⑤妄想・病的体験の表出に対するコミュニケーションが取れる					
●妄想は，否定も肯定もしない					
●危機的な心理状態と受け止め，傾聴する					
●安全・安心の言葉かけ					
●軽い否定（自己の発言への振り返りを促す意味で，軽く首を傾けるなど。訂正はしない）					
☐ 4. コミュニケーションにおける自己の振り返りができる					
①コミュニケーション場面で，陥りやすい傾向がわかる					
②自分の思考，行動，感情のもち方などの傾向と相手に与える影響がわかる					
☐ 5. 非効果的コミュニケーションを使わない					
※非効果的コミュニケーションとは，下記のとおり					
①いきなり脅かす話題から入る（「退院のことですが」など）					
②非難（「あなたの考えは間違っている」「それは，おかしい」など）					
③効果のない慰め（「大丈夫，大丈夫」と2回繰り返しは軽い感じで逆効果，ゆっくりと1回言うのがよい）					
④看護師が話し過ぎる					
⑤しつこい質問					
⑥看護師の無言化（看護師が何を考えているのか患者にわからない）					
⑦意味のない沈黙					
⑧意味のない笑い，ごまかし笑い					
⑨相手を尊重しない言葉遣い（「おじいちゃん」「○○ちゃん」「患者なのだから」など）					
⑩相手に不快を与えるような立ち居振る舞い（過度にオーバーなジェスチャー）					
⑪相手の話をさえぎり，結論を求める					
⑫意味なく話題を変える					

項目／評価の視点	Check	Check	Check	Check	Check
⑬言葉の重なり（相手が話し終えないうちに言葉を出す）					
⑭患者の表現を抑圧する（「でも，……」「そうじゃなくて……」など）					
⑮否定的なニュアンスで語尾が終わる（「そんなことないですよ」「あなたの言っていること，わからない」など）					
⑯決めつけてしまう（「不定愁訴だ」「いつものことよ」など）					
⑰教訓的な態度					
☐ **6. 家族とコミュニケーションが取れる**					
①家族の心配ごとやストレス，ニーズを把握できる					
②家族の理解度などに合わせて，丁寧にオリエンテーションを行うことができる					
③家族が患者の病気を理解できるよう介入できる					
④家族と情報を共有できる					
☐ **7. スタッフとの連携が取れる**					
①定期的にカンファレンスを開催している					
☐ **8. 他部門との連携が取れる**					
①必要時，社会資源（デイケア・援護寮・作業所）の利用ができるように援助できる					
②退院時のサマリーに退院後の方針を記載し，関係機関へ看護を継続している					

5　コミュニケーションⅢ　☆☆☆

(　　年　　月　　日)□

知識

項目／評価の視点	Check	Check	Check	Check	Check
□ 1. 患者─看護師関係の発展過程が言える					
①関係をもち始める時期					
②関係をもち続けていく時期					
③関係が終結に向かう時期					

技術・態度

項目／評価の視点	Check	Check	Check	Check	Check
□ 2. 患者とコミュニケーションが取れる					
①沈黙の活用ができる（黙ってそばにいること，相手が自分の言葉で表現できるまで待つなど）					
②受容，共感，傾聴ができる					
③包容力のある態度が取れる（苦痛を理解できなくても，辛い気持ちを包容することはできる（「あなたの気持ち，伝わってきますよ」など））					
④一貫した態度が取れる					
⑤オウム返し・ミラーションができる					
⑥開かれた質問ができる（「今の気持ちは……？」「お母さんに言いたかったことは……？」など）					
⑦明確化・焦点化ができる（「今，家族といわれましたが，それは誰ですか？」「その辺，もう少し詳しく話していただけますか？」など）					
⑧感情表現の促しができる（「今，どんなお気持ちですか？」など）					
⑨ささやかなことでもほめることができる					
⑩気持ちを言葉で表現することを支えられる（「今こうして言葉で伝えてくれたことは，とても大切なことなのですよ」など）					
⑪変化していることを伝えられる（「足取りがしっかりしてきましたね」「笑顔がでてきましたね」など）					
⑫患者の個別性（病状・性格など）に合った関わり方ができる					
□ 3. 家族とコミュニケーションが取れる					
①面会・外出・外泊時の家族の心配の把握と適切な助言ができる					
②退院後の生活を念頭に置いた家族関係調整ができる					
③家族支援の紹介ができる					

項目／評価の視点	Check	Check	Check	Check	Check
☐ 4. スタッフとの連携が取れる					
①プライマリナースとして，他のスタッフと患者情報を共有することができる					
☐ 5. 他部門との連携が取れる					
①相談室・訪問看護・保健所・福祉事務所・作業所など，地域で支えるための関係機関と連携を取れる					

1 安全管理
2 情報管理
3 業務管理
4 災害・防災管理
5 物品管理
6 コスト管理

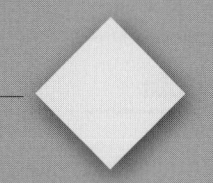

看護実践における管理的側面

1 安全管理 ☆

(年 月 日)□

知識

項目／評価の視点	Check	Check	Check	Check	Check
□ **1. 医療安全管理体制について理解する**					
①医療・看護場面での安全確保の必要性が理解できる					
②病院の事故防止マニュアルに記載されている事故発生時の報告経路が言える					
③事故発生時の院内連絡体制（EMコール体制）がわかる					
□ **2. インシデント・アクシデントレポートを書く必要性が言える**					
①事故防止におけるインシデント・アクシデントレポートの重要性が言える					
②事例を共有する意義が理解できる					
□ **3. インシデント・アクシデントレポート記載時の留意点が言える**					
①インシデント・アクシデントレポート記載時の留意点が言える					
●インシデント・アクシデントレポートの記載基準に沿った記録					
●5W1Hを含めた簡潔明瞭な記載					
●適時性をもった速さで記載					
②自病院の事故の特徴・傾向や対策などが理解できる					

技術・態度

項目／評価の視点	Check	Check	Check	Check	Check
□ **4. インシデント・アクシデント報告を速やかに行うことができる**					
①疑問に思ったときは，口頭で，速やかに看護師長および先輩看護師に報告・連絡・相談ができる					
②異常に思ったときは，口頭で，看護師長および先輩看護師に報告・連絡・相談ができる					
③事故（針事故，離院，転倒など）および急変時は，マニュアルに基づいて報告，連絡ができる					
④インシデント・アクシデントレポート記載基準に沿って記録することができる					
⑤インシデント・アクシデントレポートは5W1Hを含め，簡潔明瞭に記載することができる					
⑥インシデント・アクシデントレポートは適時性をもった速さで記載することができる					
⑦各種委員会議事録などから安全情報を収集できる					

項目／評価の視点	Check	Check	Check	Check	Check
☐ 5. 事故発生予防および発生時の行動が取れる					
①事故発生予防のための安全行動である院内取り決め事項を遵守することができる					
②自職場内での事故発生時に，看護師長あるいは上席看護師に報告することができる					
③事故発生時の院内連絡体制（EM（エマージェンシー）コール体制）に従い行動することができる					
④EM（エマージェンシー）コール対応後の報告ができる					
⑤患者に及ぼす危険を予測し，安全対策が実施できる					
⑥緊急時の状況判断ができ，報告・連絡・相談および家族への対応ができる					

2　情報管理　☆

（　　年　　月　　日）□

知識

項　目／評　価　の　視　点	Check	Check	Check	Check	Check
□ **1. 情報管理の重要性が言える**					
①「医療・看護における情報とは何か」が言える					
②患者情報は，守秘義務の対象であることが言える					
③「個人情報の保護に関する法律」の概要が言える					
●法律の目的が「個人情報の有用性に配慮しつつ，個人の権利利益を保護」するということを理解できる					
□ **2. 患者などに情報提供をする必要性が言える**					
①患者が治療に参加するためや自己決定のために情報提供が必要である（ただし，患者以外への情報提供はプライバシーの観点から注意が必要）ことが言える					
□ **3. カルテなどの診療記録の患者・家族への公開について言える**					
①カルテ開示には所定の手続きが必要なことを言える					
②カルテ開示マニュアルの置き場所が言える					
③カルテ開示の手順がマニュアルに沿って言える					
□ **4. 看護記録の目的が言える**					
①実施したケアの内容や患者の様子を他の医療従事者に伝えることが言える					
②患者の状態変化を明らかにすることが言える					
③評価・研究・ケアの質の改善に役立つ基礎資料にすることが言える					
④必要であれば提供したケアの証拠書類として法廷に提出される（法的文書）ことが言える					
⑤診療報酬請求の証明書類					
□ **5. 記録記載時の留意点が言える**					
①看護記録記載基準に沿った留意点を言える					
□ **6. プライバシーを保護した医療情報や記録物の取り扱いが言える**					
①原則として，病棟外に持ち出し禁止（検査などを除く）					
②業務に関係なく，患者情報を取り扱わない（電子カルテでは，業務に関係なくアクセスしてはいけない）					
③患者・家族からカルテ開示の意向を受けたときは，速やかに看護師長（代席）に報告する					
④患者から情報収集する際，患者が言いたくないことは聞いてはいけない					

技術・態度

項目／評価の視点	Check	Check	Check	Check	Check
☐ 7. 医療情報・記録物に関して，適切な管理ができる					
①患者・家族からカルテ開示の意向を受けたときは，速やかに看護師長（代席）に報告することができる					
②患者情報が記載されている不要となった用紙（ワークシート・薬袋など）は，必ずシュレッダーにかけることができる					
③患者情報が記載されている不要となった点滴ボトル・排尿バッグなどは，所定の方法で廃棄することができる					
④業務以外で，患者の診療録を使用しない（電子カルテでは，業務に関係なくアクセスしない）ことができる					
⑤診療・看護に必要でない情報を患者・家族から入手しようとしないことができる					

3　業務管理　☆〜☆☆

（　　年　　月　　日）□

知識

項目／評価の視点	Check	Check	Check	Check	Check
□ 1.「報告・連絡・相談」の重要性が言える　☆					
①いつ，誰に，どんな内容を報告するかが言える					
②チームの一員として「安全管理」をするうえで大切なことは「医師，看護師長，先輩看護師に報告・連絡・相談することである」と言える					
□ 2. 業務基準・手順の保管場所および何の項目が記載されているか言える　☆					
①院内ルールや看護基準・手順などの所在が言える					
□ 3. 安全確認行動の取り方が言える　☆					
①「患者確認・指示表確認・点滴確認等」の取り方が具体的に言える					
□ 4. 感染・褥瘡予防の方法が言える　☆					
①業務における感染防止，褥瘡予防の方法が言える					
□ 5. 仕事の優先順位が言える　☆					
①患者の生命に関すること，②医師の指示，③患者の希望，④他部門との関係などを考慮し判断していくことが言える					

技術・態度

項目／評価の視点	Check	Check	Check	Check	Check
□ 6. 決められた業務を時間内に実施できるよう調整できる　☆〜☆☆					
①業務の優先度が理解でき，指導を受けながら一日の業務計画が立てられる					
②日々，チームの一員であることを理解し，看護師長，先輩看護師に報告・連絡・相談ができる					
③院内のルールや服務を守り，業務を行うことができる					
④安全確認行動「患者確認・指示表確認・点滴確認等」，感染防止，褥瘡予防について実施できる					

4 災害・防災管理 ☆

知識

(年 月 日)□

項目／評価の視点	Check	Check	Check	Check	Check
□ 1. 防災点検，訓練の必要性，重要性が言える					
①各病院の防災マニュアルに沿った点検・訓練の必要性が言える（医療機関の防災訓練は，避難訓練・消火訓練のほか，医療救護活動の訓練も含まれる）					
□ 2. 消火器・消火栓の場所が言え，取り扱い方法がわかる					
①消火器の設置場所がわかり，取り扱い方法がわかる					
②消火栓の設置場所がわかり，どのようなときに使用するかがわかる					
□ 3. 患者を避難させるルートが言える					
①各病院の防災マニュアルに沿った避難経路が言える（エレベーターは使用禁止）					
②患者の誘導方法がわかる					
③非常口の場所がわかる（鍵の管理・扉の取り扱い方）					

技術・態度

項目／評価の視点	Check	Check	Check	Check	Check
□ 4. 災害発生時には，決められた初期行動をとることができる					
①定期的な防災訓練・防災点検ができる					
②災害，事故（針事故，離院，転倒など），急変をマニュアルに基づいた報告，連絡ができる					
③災害発生時の連絡方法に従い，看護師長あるいは上席看護師に連絡することがわかる					
④看護師長あるいは上席看護師の指示に従い，患者を避難誘導できる					
⑤非常持ち出し物品がわかる					
⑥初期消火としての消火器の取り扱いができる					
⑦消火栓の取り扱いができる					

5　物品管理　☆

（　　年　　月　　日）☐

知識

項目／評価の視点	Check	Check	Check	Check	Check
☐ 1. 各種医療機器，器具の取り扱い手順が言える					
①各種医療機器，器具の取り扱い説明書の保管場所が言える					
②看護用品，衛生材料の整備・点検の重要性が言える					
☐ 2. 各種医療機器，器具の取り扱いの留意点が言える					
①手順書に従い安全・確実に取り扱う					
②清潔に取り扱う					

技術・態度

項目／評価の視点	Check	Check	Check	Check	Check
☐ 3. 看護用品，衛生材料の整備・点検ができる					
①日々の業務に支障をきたさないように，定期的に整備・点検ができる					

6 コスト管理 ☆

(　年　　月　　日) □

知識

	項目／評価の視点	Check	Check	Check	Check	Check
☐	1. 診療報酬の支払い方式が言える					
	①診療報酬制度と看護ケアの関係について言える					
☐	2. 保険外負担の物品が言える					
	①診療報酬制度の概要を言える					
☐	3. 衛生材料の定数化の意味が言える					
	①各病院の経営管理・運用について言える					
☐	4. 各処置・検査に必要な衛生材料が言える					
	①費用対効果を考えた各処置・検査に必要な衛生材料を選択することができる					

技術・態度

	項目／評価の視点	Check	Check	Check	Check	Check
☐	5. コスト意識をもって物品を使用している					
	①患者の負担を考慮し，日常生活援助に必要な物品を適切に使用することができる					
	②各処置・検査に必要な衛生材料を無駄にすることなく使用することができる					
	③患者の私物を管理することができる					

参考文献

- 厚生労働省「第6次改定　日本人の栄養摂取量－食事摂取基準－」1999.
- 厚生労働省「日本人の食事摂取基準（2005年版）」2004.
- 氏家幸子他『系統看護学講座専門分野3　基礎看護学［3］臨床看護総論　第3版』医学書院，1997.
- 沼田克雄監修『クリニカルエンジニアリング別冊　人工呼吸療法改訂第3版－各種人工呼吸器の使用法と患者管理の実際－』秀潤社，2001.
- 地方公務員災害補償基金『病院等における針刺し事故防止対策研修ハンドブック』2002.
- 東京都衛生局病院事業部管理課編『投薬・与薬における事故防止マニュアル　処方から服薬まで（医療事故予防マニュアル　医療行為別シリーズ　No.1）』2002.
- 東京都病院経営本部サービス推進部患者サービス課編『院内感染　点滴ルートからの感染予防（医療事故予防マニュアル　医療行為別シリーズ　No.2）』2003.
- 吉田秀人「ME機器のトラブル防止のコツ」ナースビーンズ5(3)，メディカ出版，2003.
- 東京都病院経営本部サービス推進部患者サービス課編『転倒・転落防止対策マニュアル　予防から対応まで（医療事故予防マニュアル　医療行為別シリーズ　No.3）』2003.
- 社団法人日本精神科看護技術協会編『新・看護者のための精神保健福祉法Q&A－平成15年改正』中央法規出版，2003.
- 田上美千佳編著『シリーズ・ともに歩むケア　家族にもケア－統合失調症　はじめての入院』精神看護出版，2004.
- 東京都病院経営本部サービス推進部患者サービス課編『ライン類の抜去防止対策マニュアル（医療事故予防マニュアル　医療行為別シリーズ　No.4）』2004.
- 東京都福祉保健局健康安全室薬務課「向精神薬取扱いの手引」2004.
- 岡田和夫・美濃部嶢監修『BLSヘルスケアプロバイダー　日本語版』中山書店，2004.
- 岡崎美智子編著『看護技術実習ガイド1 基礎看護技術〔第2版〕』メヂカルフレンド社，1998.
- 川村佐和子他編『ナーシンググラフィカ⑱基礎看護技術』メディカ出版，2004.
- 氏家幸子他『基礎看護技術Ⅱ　第6版』医学書院，2005.
- 石塚睦子他『注射の基本がよくわかる本』照林社，2005.
- 濱中喜代『改訂版　気管切開を行って退院する子どもと家族へのケアマニュアル』日

本小児看護学会，2005.
・濱中喜代「気管切開を行って退院する子どもと家族へのケア提供者の教育と教育効果の評価に対する研究報告書」平成16年度子ども家庭総合研究事業
・中村美鈴編『NEW わかる！できる！急変時ケア』学習研究社，p.177，2005.

監修・編集・執筆者一覧

監修：白石　洋子（都立病院看護部科長会代表，都立松沢病院看護部長）

編集：都立病院看護部科長会

執筆者

　　和田　　玲（都立駒込病院担当科長）

　　福澤　賀代子（都立神経病院担当科長）

　　佐野　　廣子（都立松沢病院担当科長）

　　澤田　　法子（都立府中療育センター担当科長）

　　相馬　　厚（東京都病院経営本部経営企画部職員課研修係担当係長）

　　田中　久美子（都立広尾病院看護長）

　　富田　　千里（都立墨東病院看護長）

　　中山　百合子（都立神経病院看護長）

　　佐野　　美香（都立清瀬小児病院看護長）

　　田中　　孝子（都立八王子小児病院看護長）

　　横山　　秀司（都立松沢病院看護長）

　　脇　　　秋美（都立梅ヶ丘病院看護長）

　　木田　　井草（都立梅ヶ丘病院看護長）

　　大平　すみ子（都立府中療育センター看護長）

　　栁沼　久美子（都立北療育センター次席）

　　佐野　恵美子（元都立荏原病院看護長）

　　櫻井　　司朗（元都立多摩老人医療センター看護長）

| 新人看護師のための |
| 臨床看護技術チェックポイント |

2006年4月1日　初　版　発　行
2019年1月10日　初版第11刷発行

監　　修……白石洋子
編　　集……都立病院看護部科長会
発行者……荘村明彦
発行所……中央法規出版株式会社
〒110-0016　東京都台東区台東3-29-1　中央法規ビル
営　　業：Tel 03-3834-5817　Fax 03-3837-8037
書店窓口：Tel 03-3834-5815　Fax 03-3837-8035
編　　集：Tel 03-3834-5812　Fax 03-3837-8032
https://www.chuohoki.co.jp/

装幀・デザイン……スタジオ・ビィータ
イラスト……メディカ（川本　満）
印刷・製本……サンメッセ株式会社

ISBN978-4-8058-2695-9
定価はカバーに表示してあります

本書のコピー，スキャン，デジタル化等の無断複製は，著作権法上での例外を除き禁じられています。また，本書を代行業者等の第三者に依頼してコピー，スキャン，デジタル化することは，たとえ個人や家庭内での利用であっても著作権法違反です。
落丁本・乱丁本はお取替えいたします